大型药学知识普及丛书

药，你用对了吗

——病毒性肝炎用药

总主编　许杜娟

主　编　黄赵刚

科学出版社

北　京

内 容 简 介

本书以通俗易懂的语言，从药师的视角简要概述了病毒性肝炎的分类、发病原因、临床表现、治疗选择、治疗目标和预后；重点介绍了病毒性肝炎的常用药物、药物配伍与联合用药、特殊人群用药指导等，并结合实际用药案例，详细分析了常见不合理用药原因；最后以问答形式解答了药物治疗过程中容易遇见的、需要注意的问题，以及容易发生的不合理用药现象。目的是规避用药误区、减少药品不良反应、促进合理用药、提高药物治疗效果。

本书的主要读者对象为病毒性肝炎患者，也可以作为广大医务工作者（特别是基层医务工作者）的参考书籍，还可以作为普通读物以帮助公众提高病毒性肝炎防治知识。

图书在版编目（CIP）数据

药，你用对了吗. 病毒性肝炎用药 / 黄赵刚主编. —北京：科学出版社，2018.10

（大型药学知识普及丛书 / 许杜娟总主编）

ISBN 978-7-03-059033-6

Ⅰ. ①药… Ⅱ. ①黄… Ⅲ. ①病毒性肝炎—用药法 Ⅳ. ①R452

中国版本图书馆 CIP 数据核字（2018）第 226982 号

责任编辑：闵 捷 周 倩 / 责任校对：严 娜
责任印制：黄晓鸣 / 封面设计：殷 靓

科学出版社 出版
北京东黄城根北街 16 号
邮政编码：100717
http://www.sciencep.com
江苏省句容市排印厂印刷
科学出版社发行 各地新华书店经销
*
2018 年 10 月第 一 版 开本：A5（890 × 1240）
2018 年 10 月第一次印刷 印张：3 1/2
字数：80 900

定价：30.00 元

（如有印装质量问题，我社负责调换）

大型药学知识普及丛书
总编辑委员会

《药，你用对了吗——病毒性肝炎用药》
编辑委员会

主　编

黄赵刚

副主编

方会慧　谢琴秀

编　委

（以姓氏笔画为序）

方会慧　许元宝　李飞龙　钱　磊　黄赵刚
谢琴秀　詹迪迪

写给读者的话

亲爱的读者：

您好！感谢您从浩瀚的图书中选择了“大型药学知识普及丛书”。

每个人可能都有用药的经历，用药时可能会有疑惑，这药是否能治好我的病？不良反应严重吗？饭前吃还是饭后吃？用药后应该注意些什么？当然您可以问医生，但医生太忙，不一定有时间及时帮您解答；您也可以看说明书，可说明书专业术语多，太晦涩，不太好懂。怎么办？于是我们组织多家三甲医院的临床药师及医生共同编写了本丛书，与您谈谈用药的问题。

药品是指用于预防、治疗、诊断人的疾病，有目的地调节人的生理功能并规定有适应证或者功能主治、用法和用量的物质。但药品具有两重性，其作用是一分为二的，用药之后既可产生防治疾病的有益作用，亦会产生与防治疾病无关甚至对机体有毒性的作用，即通常所说的“是药三分毒”。因此，如何合理地使用药品，从而发挥良好的治疗作用，避免潜在的毒副反应，是所有服用药品的患者所关心的问题，也是撰写本丛书的出发点。

本丛书选择了临床上需要通过长期药物治疗的常见病、多发病，首先对疾病的症状、病因、发病机制作简要的概述，让您对疾病有基本的了解；其次介绍了治疗该疾病的常用药物，各种药物的药理作用、临床应用、不良反应；最后我们根据多年临床经验及患者用药问题的调研对患者用药过程中存在的疑惑，以问答的形式解惑答疑。此外，文中还列举了临床上发生的典型案例，说明正确使用药品的重要性。

本丛书涵盖的疾病用药知识全面系统，且通俗易懂。广大患者可以从本丛书中找到自己用药疑问的答案。本丛书对于药师来说，也是一本很有价值的参考书。

2018 年 6 月 6 日

如何阅读本书

本书是大型药学知识普及丛书之一，全书分三部分：第一部分为疾病概述，简要介绍了病毒性肝炎的分类、发病原因、临床表现、治疗目标和预后，使读者对病毒性肝炎有一初步的了解和认识。第二部分是药物治疗，列表介绍了病毒性肝炎的常用药物，包括药物的适应证、禁忌证、不良反应、用药时间、储存条件等，并就常用药物的配伍或联合用药，以及成人和儿童、老年人、孕妇等特殊人群用药指导进行了详细阐述。此外，还列举了存在问题的 7 个用药案例，通过案例分析，介绍了病毒性肝炎药物治疗过程中容易发生的不合理现象及可能引起的危害，读者阅读后对照自身，可有效规避类似错误，提高药物疗效及用药安全性。第三部分为用药常见问题解析，以问答形式回答了病毒性肝炎药物治疗过程中可能遇到的问题、该如何应对等。

第二、第三部分以药师的视角，从药物因素、人为因素、疾病因素、联合用药及相互作用、存在的误区等多方面详细阐述了病毒性肝炎的合理用药问题，特别适合于正接受药物治疗的病毒性肝炎患者，患者实际遇到的问题在此处基本能找到答案。

本书参考了专业的教科书、《慢性乙型肝炎防治指南》（2015 年版）、《丙型肝炎防治指南》（2015 年更新版）、多个“专家共识”及国外的有关指南，对指导病毒性肝炎患者用药有重要的参考价值。但具体的用药选择应遵从医嘱，患者不可依据本书擅自购买、服用药物。

黄赵刚

目 录

第一部分 疾病概述

第二部分 药物治疗

第三部分　用药常见问题解析

第一部分　疾病概述

概述

病毒性肝炎（viral hepatitis）是由嗜肝病毒引起的，以肝脏炎症和坏死病变为主的一组全身性感染病。根据世界卫生组织（WHO）《2017 年全球肝炎报告》：目前全球大约有 3.25 亿人感染慢性乙型肝炎病毒（HBV）或慢性丙型肝炎病毒（HCV）；仅 2015 年，病毒性肝炎共造成 134 万人死亡。WHO 已将病毒性肝炎列为全球公共卫生面临的重要威胁之一。第 63 届世界卫生大会确定每年的 7 月 28 日为“世界肝炎日”，目的是呼吁全世界关注肝炎的防治。我国曾是病毒性肝炎的高发区，为了控制病毒性肝炎流行，我国实施了“预防接种为主、防治结合的综合防控策略”，并取得了显著成效。

分类

目前，病毒性肝炎按病原学分类分为：甲型肝炎、乙型肝炎、丙型肝炎、丁型肝炎、戊型肝炎。乙型肝炎病毒（HBV）为 DNA 病毒，其他四型肝炎病毒为 RNA 病毒。不同类型病毒引起的肝炎在临床表现上具有共同性，按临床表现分类，可将病毒性肝炎分为：急性肝炎（包括黄疸型和无黄疸型）、慢性肝炎（分为轻度、中度、重度）、肝衰竭［分急性、亚急性、慢加急（或亚急）性和慢性］、淤胆型肝炎和肝炎肝硬化。

（1）甲型肝炎：简称甲肝，由甲型肝炎病毒（HAV）引起，潜伏期为2～6周。甲肝主要表现为急性肝炎，病程呈自限性，无慢性化，很少致死。传染源为急性期患者或无症状HAV感染（隐性感染）者；经粪-口途径传播，粪便污染饮用水、食物等可引起流行；人类对HAV普遍易感，6个月以下的婴儿有来自母体的抗HAV抗体而不易感染。在我国，大多数人在儿童、青少年时期获得感染，以隐性感染为主。感染后可产生永久免疫，成年时抗HAV IgG（一种抗HAV的中和抗体）检出率达80%。甲肝可通过接种疫苗预防。

（2）乙型肝炎：简称乙肝，由乙型肝炎病毒（HBV）引起，潜伏期为1～6个月。乙肝可慢性化，婴幼儿感染者近90%转为慢性（可为病毒携带者，不发病）；成人感染者85%左右可痊愈，未治疗的慢性乙肝15%～25%将发展为肝硬化、肝衰竭或肝癌。非洲和西太平洋地区是乙肝高发区，2015年，WHO估计全球有2.57亿人感染HBV。根据2006年乙肝流行病学调查结果推算，我国乙肝病毒携带者约9300万，其中慢性乙肝患者约2000万。2014年全国1～29岁人群乙肝血清流行病学调查显示：我国1～4岁、5～14岁和15～29岁人群HBsAg流行率分别为0.32%、0.94%和4.38%。乙肝的传染源为：急性乙肝患者、慢性乙肝患者和乙肝病毒携带者；传播途径包括母婴传播（我国HBV感染的主要模式）、血液传播、性传播，无血液暴露的接触一般不会传染HBV；易感人群为抗HBs阴性者，需反复输血及血液制品者为高危人群。接种乙肝疫苗是预防乙肝的重要有效手段。2015年，我国新生儿首针乙肝疫苗接种率达到96%，并且实现了5岁以下儿童流行率低于1%的乙肝控制目标。疑似乙肝患者一般需进行乙肝5项检查，乙肝5项常见检查结果的意义见表1。

表1　乙肝5项常见检查结果解读

乙肝表面抗原 HBsAg	乙肝表面抗体 抗-HBs	乙肝e抗原 HBeAg	乙肝e抗体 抗-HBe	乙肝核心抗体 抗-HBc	解读
+	–	+	–	+	俗称“乙肝大三阳”，表示病毒复制活跃，传染性强
+	–	–	+	+	俗称“乙肝小三阳”，一般表示病毒复制降低，传染性降低
+	–	–	–	+	病毒复制低下，传染性低
–	+	–	–	+	乙肝病毒感染后恢复期，且具有保护力
–	+	–	–	–	乙肝病毒感染后痊愈或乙肝疫苗注射后，已成功产生保护力

（3）丙型肝炎：简称丙肝，由丙型肝炎病毒（HCV）引起，潜伏期为2周至6个月。丙肝呈世界性分布，2015年近175万人新感染了HCV病毒，全球HCV感染者达到1700万人。丙肝对人类健康与生命的威胁不亚于乙肝，55%～85%发展为慢性肝病，与肝硬化、肝癌关系密切，病死率为1%～5%。丙肝的传染源为：急性患者、慢性患者和无症状病毒携带者；传播途径：主要通过血液、破损的皮肤和黏膜传播；人类对HCV普遍易感，进行血液透析的慢性肾脏疾病患者是HCV感染的高危人群。HCV易变异，感染后产生的抗HCV对不同病毒株不能提供保护性免疫，因此，目前没有丙肝疫苗。

（4）丁型肝炎：简称丁肝，由丁型肝炎病毒（HDV）引起，潜伏期为4～20周。HDV是一种缺陷病毒，必须有HBV或其他嗜肝DNA病毒的辅助才能复制、表达抗原及引起肝损害（但在细胞核内的 HDV 能自行复制），HDV 与 HBV 以同时感染或重叠感染（先感染 HBV）的形式存在，以重叠感染为主，病情严重有可能致死。全球乙肝感染者中，约 2000 万人合并有 HDV 感染。丁肝的传染源与传播途径与乙肝相似，人类对 HDV 普遍易感。

（5）戊型肝炎：简称戊肝，由戊型肝炎病毒（HEV）引起，潜伏期为 2～9 周。据 WHO 报道，全球每年大约有 2000 万人感染戊肝，急性戊肝病例 300 多万，与戊肝有关的死亡约 7 万例。戊肝的传染源及传播途径与甲肝相似，即急性患者或隐性感染者，经粪-口途径传播。儿童戊肝以隐性感染为主，一般不慢性化，显性感染主要发生于成年人，多预后好。但某些特殊人群在感染戊肝后风险显著增加，如孕妇、已有肝脏疾病的患者及免疫抑制人群。一般人群中戊肝病死率为 0.1%～4%，孕妇戊肝病死率高达 10%，孕晚期孕妇病死率则更高。2012 年我国在全球率先成功研发了戊肝疫苗，目前作为第二类疫苗推广使用。

发病原因

HAV 引起肝细胞损伤的机制尚未完全明了，目前认为：在感染早期，HAV 大量增殖，使肝细胞轻微破坏，随后细胞免疫起了重要作用。HAV 有较强的抗原性，容易激活特异 $CD8^{+}T$ 淋巴细胞，通过直接作用或分泌细胞因子使肝细胞变性、坏死。

HBV 引起肝细胞损伤的机制非常复杂，肝细胞病变主要取决于机体的免疫状况。免疫应答既可清除病毒，亦可导致肝细胞损伤，还能诱使病毒变异。大量研究表明，HBV 不直接杀伤肝细胞。HBV 进入肝细胞后，在细胞内复制，并释放到肝细胞外，这个过程并不会造成肝细胞损伤。这时，如果机体的免疫功能不健全，就会出现免疫耐受，即不发生免疫应答，如围生期及婴幼儿时期感染者多为慢性 HBV 携带者；如果机体的免疫功能正常，免疫系统就会发起针对 HBV 的清除作用，免疫应答也会造成肝细胞的损伤，成人感染者多如此，表现为急性肝炎过程；如果免疫反应不足（产生免疫应答，但不能完全清除病毒），则可导致慢性乙型肝炎（chronic hepatitis B，CHB），炎症反复存在是慢性乙型肝炎患者进展为肝硬化甚至肝细胞癌（hepatocellular carcinoma，HCC）的重要因素；如果免疫反应过度（超敏反应），就会导致大片肝细胞坏死，发生肝衰竭。

HCV 引起肝细胞损伤的机制有以下方面：宿主免疫应答（类似乙肝），其中细胞毒性 T 淋巴细胞起重要作用；自身免疫，HCV 感染者常伴有自身免疫改变；细胞凋亡，HCV 感染肝细胞内有较大量 Fas 表达，Fas 可诱导细胞凋亡；HCV 的直接杀伤作用等。HCV 可破坏固有免疫应答，其复制能力超过 $CD8^+$T 淋巴细胞的清除能力，并且 HCV 易变异，产生变异株逃避体液免疫。因此，HCV 感染容易发展为慢性丙型肝炎（chronic hepatitis C，CHC）。

丁肝的发病机制仍不明了，目前认为 HDV 本身及其表达的产物对肝细胞有直接损伤作用，宿主的免疫反应可能也参与其中。

戊肝的发病机制也不十分清楚，HEV 对肝细胞的直接致病力较弱，细胞免疫可能是引起肝细胞损伤的主要原因。

临床表现

各型病毒性肝炎临床症状相似，以发热、疲乏、食欲减退、恶心/呕吐、腹痛/肝区痛、尿色变深、肌痛、关节痛等为主要表现，部分病例出现黄疸。甲肝和戊肝多表现为急性感染，有季节性，可引起暴发流行；乙肝、丙肝和丁肝常呈现慢性感染，无季节性，多为散发，严重病例可发展为肝硬化或肝细胞癌。

1. 急性肝炎　各型肝炎病毒均可引起，甲肝、戊肝起病较急，乙肝、丙肝、丁肝起病较缓，可分为黄疸型和无黄疸型。

（1）急性黄疸型肝炎：临床表现为发热、乏力、食欲缺乏、厌油、黄疸（尿黄、眼黄、皮肤黄染）。

（2）急性无黄疸型肝炎：远较黄疸型常见（约占 90%），与急性黄疸型比较，全程无黄疸。

2. 慢性肝炎　乙肝、丙肝、丁肝迁延不愈（病程超过 6 个月），可转变为慢性肝炎。根据肝损害程度，可分为轻、中、重度。特征表现：乏力、倦怠、肝区隐痛、食欲缺乏、腹胀、面色晦暗（慢性肝病面容），轻度表现不典型。病情较重者可有黄疸，肝掌，肝、脾大等。实验室检查见谷丙转氨酶（ALT）反复轻至中度升高，球蛋白持续升高，严重者白蛋白减少。

3. 肝衰竭　为所有病毒性肝炎中最严重的一类，占全部肝炎的 0.2%～0.5%，病死率高。所有肝炎病毒均可引起肝衰竭，我国以 HBV 最多。肝衰竭的病因及诱因复杂，包括重叠感染（如乙肝、丁肝）、机体免疫状况、妊娠、过度疲劳、饮酒、应用肝损药物、合并细菌感染等。特征表现：极度乏力，消化道症状进行性加重（频繁恶心、呕吐），黄疸进行性加深，出血倾向进行性加重，腹胀、腹水明显（后期可出现肝肾综合征），可出现肝性脑病。

肝衰竭可分为急性、亚急性、慢加急（亚急）性和慢性四型。急性：以急性黄疸型肝炎起病，2 周内出现肝性脑病及肝衰竭症状；亚急性：以急性黄疸型肝炎起病，15 天至 24 周内出现肝衰竭症状；

慢加急（亚急）性：在慢性肝炎或慢性 HBV 感染者中发生急性或亚急性肝衰竭症状；慢性：在肝硬化基础上，出现肝功能的严重失代偿症状。

4. 淤胆型肝炎　　起病类似急性黄疸型肝炎，自觉症状较轻，但黄疸重。胆汁淤积表现为：皮肤瘙痒、大便颜色变浅、肝大等，实验室检查见总胆红素（TB）显著升高，以直接胆红素升高（DB）为主，伴碱性磷酸酶（AKP）、γ-谷氨酰转肽酶（GGT）和胆汁酸升高。

5. 肝炎肝硬化　　可分为活动性与静止性两型。活动性肝硬化：有肝炎活动的表现，乏力及消化道症状明显，黄疸，脾进行性增大，肝缩小及质地变硬等，实验室检查见 ALT 升高；静止性肝硬化：无肝炎活性的表现，症状相对较轻。

各型病毒引起的肝炎有如下特点：甲、戊型：病初常有发热；戊型易淤胆，妊娠妇女病死率高；乙型：部分有血清病样症状，成人大部分完全恢复；丙型：临床症状轻，但易转变为慢性；丁型：主要为共同感染、重叠感染等。

小儿病毒性肝炎多为隐性感染，感染 HBV 后易成为 HBsAg 携带者，小儿慢性肝炎以乙型或丙型多见，病情大多较轻；老年急性病毒性肝炎以戊型多见，黄疸发生率高、黄疸较深、持续时间较长，淤胆型多见，合并症较多，肝衰竭比例高，病死率较高；妊娠合并肝炎，通常病情较重，尤以妊娠后期严重，消化道症状明显，产后大出血多见，较易发展为肝衰竭，病死率高，对胎儿有影响（早产、畸形、死胎）。

治疗选择

病毒性肝炎目前还没有特效治疗方法，治疗时应根据不同病原体、临床表现、组织损害特点等区别对待。总的治疗原则均以足够的休息、营养为主，辅以适当药物，避免药物性肝损害、饮酒、过度劳累等。

甲肝和戊肝通常不转为慢性，主要是对症治疗和支持治疗，一般不采用抗病毒治疗；慢性乙肝和慢性丙肝需进行抗病毒治疗，急性丙肝抗病毒应尽早，因急性丙肝易转为慢性，尽早抗病毒可减少慢性化率。

（1）支持对症治疗：包括足够休息（急性期应卧床休息），合理营养（以清淡易消化、营养丰富的饮食为主），辅以药物对症及改善和恢复肝功能等。辅助用药不可太多，以防加重肝脏负担。

（2）抗病毒治疗：目的是抑制病毒复制，并使患者血清转氨酶水平正常化。乙肝的抗病毒指征如下：①HBeAg 阳性者 HBV-DNA≥20 000 单位/毫升，HBeAg 阴性者 HBV-DNA≥2000 单位/毫升；②ALT≥2 倍正常上限值；③肝组织学检查显示 Knodell HAI≥4，或炎症坏死≥G2，或纤维化≥S2。具有①并有②或③者应接受抗病毒治疗。丙肝的抗病毒药适应证较宽，血 HCV-RNA 检测阳性者观察 3 个月未阴转者均应接受抗病毒治疗。

（3）免疫调节：一般认为细胞免疫功能耐受或缺陷是慢性病毒性肝炎形成和治疗困难的重要原因，因此，免疫调节药物在慢性病毒性肝炎治疗中有一定应用。应用免疫调节药虽有不同程度收益，但在清除 HBV 方面尚未见到确切持久的疗效。

（4）抗纤维化：目的是减轻纤维化程度，避免或延缓其向肝炎肝硬化发展。

慢性乙肝、丙肝病毒携带者可正常工作，但应定期检查，随访观察。

预后

（1）甲肝：预后良好，很少致死，病死率约 0.01%。

（2）乙肝：小儿多为隐性感染。成人大部分可痊愈，幼年感染 15%～25%转为慢性肝炎，中、重度慢性肝炎预后差，可进一步发展为肝硬化、肝细胞癌。

（3）丙肝：55%～85%转为慢性 HCV 感染，但疾病进展缓慢，2%～4%患者经 20 年可进展为肝硬化，肝硬化患者 10 年生存率约为 80%，一旦发生肝功能失代偿，10 年的生存率仅为 25%。肝硬化可进一步进展为肝细胞癌，年发生率为 1%～7%。

（4）丁肝：多与 HBV 重叠感染，有可能致死。

（5）戊肝：一般不转为慢性肝炎，预后好。但妊娠合并戊肝、已有肝脏疾病、免疫抑制者风险显著增高。

黄赵刚

第二部分　药 物 治 疗

治疗目标

甲肝一般为自限性，经过一般治疗和对症支持治疗，临床症状消失，肝功能恢复正常，完全康复。

急性乙肝给予一般治疗和对症支持治疗，临床症状消失，肝功能恢复正常，多可完全康复。若呈现重症化趋势，应给予抗病毒治疗，避免进展为重型肝炎。

慢性乙肝治疗的总体目标：最大限度地长期抑制或消除HBV，减轻肝细胞炎症坏死及肝纤维化，延缓和阻止疾病进展，减少和防止肝脏失代偿、肝硬化、肝细胞癌及其并发症的发生，从而改善生活质量和延长存活时间。治疗的理想终点：HBeAg阳性与HBeAg阴性患者，停药后获得持久的HBsAg消失，可伴或不伴HBsAg血清学转换（患者HBsAg阴转，出现抗-HBs）。满意的终点：HBeAg阳性患者，停药后获得持续的血清HBV-DNA低于检测下限，ALT恢复正常，并伴HBeAg血清学转换（HBeAg阴转，出现抗-HBe）；HBeAg阴性患者，停药后获得持续的血清HBV-DNA低于检测下限和ALT恢复正常。基本的终点：如无法获得停药后持续应答，抗病毒治疗期间长期维持HBV-DNA低于检测下限。

丙肝的治疗应在早期进行，抗病毒治疗应以清除 HCV，获得治愈，清除或减轻 HCV 相关肝损害，阻止进展为肝硬化、失代偿期肝硬化、肝衰竭或肝癌，改善患者的长期生存率，提高患者的生存质量为目标，以达到临床治愈。

丁肝经护肝对症治疗，可改善临床症状，延缓疾病进展。

戊肝经一般治疗和对症支持治疗，临床症状消失，肝功能恢复正常，完全康复。

常用药物

病毒性肝炎治疗应根据不同的病原体有所区别。甲肝、丁肝、戊肝尚无有效抗病毒疗法，故以改善和恢复肝功能药物等对症支持疗法为主，乙肝、丙肝易转变成慢性，除给予改善和恢复肝功能药物外，还应进行抗病毒治疗。

1. 抗病毒药物

（1）核苷（酸）类似物：通过竞争性抑制 DNA 聚合酶，阻止 HBV-DNA 的复制。目前，核苷（酸）类似物是慢性乙肝患者抗病毒治疗的主要选择，具有疗效强、总体安全性和耐受性良好、服用方便等优势。但部分患者经核苷（酸）类似物治疗后发生应答不佳、耐药等问题。目前常用的核苷（酸）类似物有拉米夫定、替比夫定、恩替卡韦、阿德福韦酯、替诺福韦等，我国《慢性乙型肝炎防治指南》（2015 版）推荐恩替卡韦和替诺福韦为初始治疗的一线药物，常见核苷（酸）类似物药物特点见表 2。

（2）抗-HCV 的直接抗病毒药物（directly acting antivirals，DAAs）：是指针对 HCV 生活周期中病毒蛋白靶向特异性治疗的许多小分子化合物，包括非结构蛋白（non-structural，NS）3/4A 蛋白酶抑制剂、NS5A 抑制剂和 NS5B 聚合酶抑制剂等。2011 年

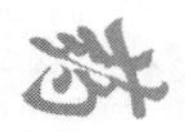

表 2　核苷（酸）类似物的特点

药物分类	药物名称	适应证	禁忌证	不良反应	用药时间	储存条件
核苷（酸）类似物	拉米夫定	用于伴有 ALT 升高和病毒活动复制的、肝功能代偿的成年慢性乙肝患者的治疗	拉米夫定过敏、血清肌酐清除率<50 毫升/分的慢性乙肝患者禁用	最常见的不良事件为不适和乏力、呼吸道感染、头痛、腹部不适和腹痛、恶心、呕吐和腹泻，症状一般较轻并可自行缓解。严重的不良事件主要是乳酸酸中毒和伴有脂肪变性的严重肝大	饭前和饭后均可	30℃以下储存
	阿德福韦酯	用于有 HBV 活动复制证据、并伴有 ALT 或 AST 持续升高或肝脏组织学活动性病变的肝功能代偿的成年慢性乙肝患者	阿德福韦酯过敏者禁用	常见乏力、头痛、恶心、腹痛、腹胀、消化不良。少数的患者可出现血肌酐值轻度升高	饭前和饭后均可	密封，25℃以下干燥处储存
	替比夫定	用于有 HBV 活动复制证据、并伴有 ATL 或 AST 持续升高或肝脏组织学活动性病变的肝功能代偿的成年慢性乙肝患者	对替比夫定及本品的其他任何成分过敏的患者禁用	常见恶心、腹泻、腹胀、消化不良、头晕、头痛、皮疹、血淀粉酶升高、脂肪酶升高、ALT 升高、CK 升高等。严重的不良反应有乳酸酸中毒、肝大、脂肪肝、肌病、横纹肌溶解症	饭前和饭后均可	30 ℃以下储存
	恩替卡韦	用于病毒复制活跃、血清 ALT 持续升高或肝脏组织学显示有活动性病变的慢性成人乙肝患者	对恩替卡韦或制剂中任何成分过敏者禁用	常见 ALT 升高、疲乏、眩晕、恶心、腹痛、腹部不适、肝区不适、肌痛、失眠和皮疹。不良反应多为轻到中度。本品严重的不良反应有乳酸酸中毒、肝大伴脂肪变性、肝炎复发、过敏反应	空腹服用	密封，15～30 ℃干燥处保存
	替诺福韦酯	慢性乙肝，与其他抗逆转录病毒药物合用，治疗 HIV-1 感染	先前对替诺福韦酯或制剂中任何成分过敏者禁用	常见的不良反应有恶心呕吐、胃肠胀气、皮疹、腹泻、头痛、乏力。严重的不良反应主要是乳酸酸中毒/严重肝大伴脂肪变性及肾脏损害	饭前和饭后均可	避光、密闭，在 30℃以下干燥处保存

以来，这类药物中的多种药物已经陆续在美国和欧洲等地上市，给慢性丙肝的治疗带来了新突破，使短期内治愈丙肝成为可能。其可用于失代偿期肝硬化和终末期肝病，具有适应证广、治愈率高及疗程短等优势。我国自 2017 年以来先后批准多种药物上市，并陆续在临床使用，为了提高治愈率和减少复发率，现多使用针对不同作用位点的复合制剂，见表 3。

（3）干扰素-α：是目前公认治疗慢性乙肝和慢性丙肝的重要药物，具有增强清除病毒的免疫功能和直接抑制病毒的双重作用。干扰素-α 治疗慢性乙肝疗程相对固定，患者的 HBeAg 消失率或血清学转换率较高，停药后复发率较低。在抗-HCV 的直接抗病毒药物上市之前，干扰素-α 联合利巴韦林方案是我国 HCV 感染者抗病毒治疗的主要方案，但其不良反应较突出，需要注射给药，肝功能失代偿、肝衰竭、妊娠、具有精神分裂症或严重抑郁症、未控制的自身免疫性疾病、未控制的高血压及糖尿病、2 岁以下儿童等患者禁用，见表 4。

（4）广谱抗病毒药：利巴韦林，为广谱抗病毒药物，可抑制肌苷酸-5-磷酸脱氢酶，阻断肌苷酸转化为鸟苷酸，从而抑制病毒的 RNA 和 DNA 合成，对 DNA 病毒和 RNA 病毒均有抑制复制作用。单独应用无明显抗-HCV 效果，联合干扰素可提高干扰素的抗-HCV 效果，也可与抗-HCV 的直接抗病毒药物联合使用，见表 5。

2. *改善和恢复肝功能的药物*　又称保肝药，是指具有改善肝功能、促进肝细胞再生和（或）增强肝脏解毒功能等作用的药物。临床上常用的保肝药物包括促能量代谢类、肝细胞膜保护剂类、解毒保肝类、抗炎护肝类、利胆护肝类、降酶类、生物制剂类、中药制剂，这些药物均有不同程度的抗炎、抗氧化、保护肝细胞膜和细胞器，以及改善肝脏生化指标等作用，种类繁多，临

表 3　抗-HCV 的直接抗病毒药物特点

药物分类	药物名称	适应证	禁忌证	不良反应	用药时间	储存条件
抗-HCV 的直接抗病毒药物	索磷布韦	与其他药物联合治疗成人与 12～18 岁青少年的全基因型慢性 HCV 感染	①对活性成分或任一赋形剂过敏者。②正在使用强效 P-糖蛋白诱导剂者禁用	最常发生的不良反应是疲劳、头痛、恶心和失眠。严重不良反应包括肝功能恶化，心脏损害，乳酸酸中毒，肾损害，皮肤损害等	随食物服用	30℃以下保存
	达拉他韦	治疗基因 1 型或 3 型的慢性丙型肝炎，或者丙型代偿性肝硬化的病毒性血症的改善	①对活性成分或任一赋形剂过敏者。②正在使用 CYP3A4 强诱导剂者禁用	最常见的不良反应包括头痛和疲劳、贫血和恶心	饭前或饭后均可	30℃以下保存
	阿舒瑞韦	与达拉他韦片联合，可用于治疗成人基因 1b 型慢性丙型肝炎（非肝硬化或代偿期肝硬化）	①禁用于既往对阿舒瑞韦或本品中任何成分过敏的患者。②禁用于中度或重度肝损害患者(Child-Pugh B 或 C，评分 7 分或以上）及失代偿性肝病患者	最常见的不良反应为头痛和疲劳。最常见引起停药的不良反应是 ALT 和 AST 升高	饭前或饭后均可	25 ℃ 以下避光保存于原包装中
	奥比帕利	联合塞布韦等用于治疗基本型 1 型或 4 型成人慢性丙肝，包括无肝硬化或伴代偿期肝硬化的患者	①禁用于既往对本品或本品中任何成分过敏的患者。②禁用于中度或重度肝损害患者（Child-Pugh B 或 C，评分 7 分或以上）。③禁用含炔雌醇的药物。④禁用中强效 CYP450 酶诱导剂	常见的不良反应是恶心、乏力、瘙痒和失眠，利托那韦可引起间接胆红素升高和（或）无症状的 ALT 升高	与食物同服	室温密封保存
	达塞布韦	联合奥比帕利等用于治疗基本型 1 型成人慢性丙肝，包括无肝硬化或伴代偿期肝硬化的患者	①禁用于既往对本品或本品中任何成分过敏的患者。②禁用于中度或重度肝损害患者（Child-Pugh B 或 C，评分 7 分或以上）。③禁用含炔雌醇的药物。④禁用中强效 CYP450 酶诱导剂	常见的不良反应是恶心、乏力、瘙痒和失眠	与食物同服	密封，不超过30℃保存

表 4　干扰素-α 类药物的特点

药物分类	药物名称	适应证	禁忌证	不良反应	用药时间	储存条件
干扰素-α	干扰素-α-1b 干扰素-α-2b 干扰素-α-2a	①病毒性感染：如成人慢性乙肝或丙肝、带状疱疹、尖锐湿疣等。②肿瘤：如毛细胞性白血病、慢性髓细胞性白血病、多发性骨髓瘤等	①对重组人干扰素的各种制剂及其所含的任何成分有过敏史者。②有心绞痛、心肌梗死病史及其他严重心血管病史者禁用。③癫痫和其他中枢神经系统功能紊乱者禁用。④严重肝肾或骨髓功能不正常者禁用。⑤伴有晚期失代偿期肝病或肝硬化的肝炎患者禁用	①常见发热、疲乏、头痛、肌痛、关节痛等。②少见粒细胞减少、血小板减少等。③偶见厌食、恶心、腹泻、呕吐、脱发、血压升高或降低、神经系统功能紊乱等。④极少数患者使用后出现高血糖。⑤极少数患者有严重的肝功能障碍症和肝衰竭。⑥极少出现自身免疫现象（如脉管炎、甲状腺功能障碍和系统性红斑狼疮）	—	2～3℃保存
	聚乙二醇干扰素-α-2b 聚乙二醇干扰素-α-2a	①慢性乙肝。②与利巴韦林联合使用治疗慢性丙肝（适用于所有基因型）	①重组人干扰素的各种制剂及其所含的任何成分有过敏史者禁用。②患有严重心脏疾病、严重的肝肾或骨髓功能不正常、癫痫或中枢神经系统功能损伤者，以及其他严重疾病不能耐受的患者禁用			

表 5　广谱抗病毒药物的特点

药物分类	药物名称	适应证	禁忌证	不良反应	用药时间	储存条件
广谱抗病毒药物	利巴韦林	用于呼吸道合胞病毒引起的病毒性肺炎与支气管炎，皮肤疱疹病毒感染	对本品过敏者、孕妇、严重心脏病患者禁用	常见的不良反应有贫血、乏力等，停药后即消失。较少见的不良反应有疲倦、头痛、失眠、食欲减退、恶心、呕吐等，并可致红细胞、白细胞及血红蛋白下降	饭前或饭后均可	密封保存

床应用广泛。病毒性肝炎首先强调病因治疗，在此基础上进行保肝、改善胆汁淤积治疗。慢性乙肝、慢性丙肝只要有适应证且条件允许就应进行规范的抗病毒治疗。急性病毒性肝炎大多可自愈，无须特殊药物治疗，若患者出现明显的肝功能异常甚至出现黄疸，可给予适当的保肝药物治疗。

（1）促能量代谢类药物：主要包括酶和辅酶类，这类药物在体内参与细胞能量代谢，提高各种酶的活性，纠正人体的功能失调，恢复机体的正常代谢，改善肝脏功能，促进受损肝脏的恢复，见表 6。

（2）肝细胞膜保护剂类药物：多烯磷脂酰胆碱在化学结构上与重要的内源性磷脂一致，它们主要进入肝细胞，并以完整的分子与肝细胞膜及细胞器膜相结合，补充外源性磷脂成分，增加细胞膜的流动性和稳定性，使受损肝功能和酶活力恢复正常，对肝细胞的再生和重构具有非常重要的作用，见表 7。

（3）解毒保肝类药物：葡醛内酯、还原型谷胱甘肽、硫普罗宁等此类护肝药物可以为肝提供巯基或葡萄糖醛酸，增强肝的氧化、还原、水解、合成等一系列化学反应，将有毒物质转变成易溶于水的化合物，并通过尿和胆汁排泄出体外，从而减轻有害因素对肝脏的持续损害，见表 8。

（4）抗炎护肝类药物：多为甘草甜素制剂，如甘草酸单铵、甘草酸二铵、复方甘草酸苷、异甘草酸镁。该类药品可阻止四氯化碳等毒物所致的血清氨基转移酶升高，明显减轻 D-半乳糖胺对肝脏的损害，改善肝功能，通过控制炎症因子和免疫因子发挥抗炎作用，并且可刺激单核-吞噬细胞系统，诱导干扰素产生并增强自然杀伤细胞活性，从而发挥免疫调节作用。此类药有类皮质激素样抗炎、抗过敏作用，见表 9。

表 6 促能量代谢类药物的特点

药物分类	药物名称	适应证	禁忌证	不良反应	用药时间	储存条件
促能量代谢类药物	注射用复合辅酶	用于急、慢性肝炎，原发性血小板减少性紫癜，化、放疗所引起的白细胞和血小板降低症；对冠状动脉硬化、慢性动脉炎、心肌梗死、肾功能不全引起的少尿、尿毒症等有一定的辅助治疗作用	①对本品过敏者禁用。②孕妇禁用。③脑出血初期患者禁用。④房室传导阻滞患者禁用	静脉注射速度过快引起的短时低血压、眩晕、颜面潮红、胸闷、气促	—	密闭，在凉暗处（避光并不超过20℃）保存
	三磷酸腺苷	用于进行性肌萎缩、脑出血后遗症、心功能不全、心肌疾患及肝炎等的辅助治疗	对本品过敏者禁用	尚未见有关不良反应报道	饭前或饭后	密封，在凉暗干燥处保存
	肌苷	用于急、慢性肝炎的辅助治疗	对本品过敏者禁用	偶见胃部不适	饭前或饭后	遮光，密封保存
	二氯醋酸二异丙胺	用于慢性肝脏疾病引起的肝功能损害	对本品过敏者、严重肾功能损害者禁用	本品不良反应发生率低，停药后不良反应症状均可消失	饭前或饭后	密封，干燥处保存
	门冬氨酸钾镁	用于急性黄疸型肝炎、病毒性肝炎的辅助治疗。可用于低钾血症、洋地黄中毒引起的心律失常（主要是室性心律失常）及心肌炎后遗症、充血性心力衰竭、心肌梗死的辅助治疗	高钾血症、高镁血症、急性和慢性肾衰竭、Ⅲ°房室传导阻滞、心源性休克、活动性消化道溃疡禁用	大剂量可能导致腹泻。尚可见食欲缺乏、恶心、呕吐等胃肠道反应，停药后可恢复	饭后服用	室温（15~30℃）储存

表 7　肝细胞膜保护剂类药物的特点

药物分类	药物名称	适应证	禁忌证	不良反应	用药时间	储存条件
肝细胞膜保护剂类药物	多烯磷脂酰胆碱	辅助改善中毒性肝损伤及脂肪肝和肝炎患者的食欲缺乏、右上腹压迫感	已知对大豆制剂、磷脂酰胆碱过敏和（或）对本品中任何成分过敏的患者禁用	在大剂量服用时偶尔会出现胃肠道紊乱，可能会出现过敏反应，如皮疹、荨麻疹、瘙痒等	饭后服用	密闭，25℃以下干燥保存

表 8　解毒保肝类药物的特点

药物分类	药物名称	适应证	禁忌证	不良反应	用药时间	储存条件
解毒保肝类药物	葡醛内酯	急慢性肝炎、肝硬化等肝功能障碍	尚不明确	偶有面红、轻度胃肠不适等，减量或停药后即消失	饭前或饭后	密封，避光
	还原型谷胱甘肽	适用于病毒性、药物毒性、酒精毒性及其他化学物质毒性引起的肝损害	对本品成分过敏者应禁用	①偶有皮疹等过敏症状。②偶有食欲缺乏、恶心、呕吐、上腹痛等症状	饭前或饭后	密封，避光
	硫普罗宁	用于改善各类急慢性肝炎的肝功能	①对本品成分过敏的患者禁用。②重症肝炎并伴有高度黄疸、顽固性腹水、消化道出血等并发症的肝病患者禁用。③肾功能不全合并糖尿病者禁用。④孕妇及哺乳期妇女禁用。⑤儿童禁用。⑥急性重症铅、汞中毒患者禁用。⑦既往使用本药时发生过粒细胞缺乏症、再生障碍性贫血、血小板减少或其他严重不良反应者禁用	①偶有食欲缺乏、恶习、呕吐、腹痛、腹泻等症状。②偶有瘙痒、皮疹、皮肤发红等情况。③罕见胰岛素性自体免疫综合征	饭前或饭后	密封，避光

表 9　抗炎护肝类药物的特点

药物分类	药物名称	适应证	禁忌证	不良反应	用药时间	储存条件
抗炎护肝类药物	甘草酸二铵	适用于伴有谷丙转氨酶升高的急、慢性病毒性肝炎	严重低钾血症、高钠血症、高血压、心力衰竭、肾衰竭患者禁用	主要有食欲缺乏、恶心、呕吐、腹胀，以及皮肤瘙痒、荨麻疹、口干和水肿，心脑血管系统有头痛、头晕、胸闷、心悸及血压增高	饭前或饭后服用	密封、干燥处保存
	复方甘草酸苷	治疗慢性肝病、湿疹、皮肤炎、斑秃	①醛固酮症患者，肌病患者，低钾血症患者禁用。②有血氨升高倾向的末期肝硬化患者禁用	假性醛固酮症：可以出现低血钾症、血压上升、钠及体液潴留、水肿、尿量减少、体重增加等假性醛固酮增多症状；还可出现脱力感、肌力低下、肌肉痛、四肢痉挛、麻痹等横纹肌溶解症的症状，在发现 CK（CPK）升高，血、尿中肌红蛋白升高时应停药并给予适当处置	饭后服用	室温保存
	异甘草酸镁	适用于慢性病毒性肝炎	严重低钾血症、高钠血症、高血压、心力衰竭、肾衰竭的患者禁用	假性醛固酮症：甘草酸制剂由于增量或长期使用，可出现低钾血症，增加低钾血症的发病率，存在血压上升，钠、体液潴留，水肿，体重增加等假性醛固酮症的危险	—	遮光，密闭保存

（5）利胆护肝类药物：包括腺苷蛋氨酸、熊去氧胆酸；此类药物可增加胆汁的分泌，促进肝内淤积胆汁的排泄，从而达到退黄、降酶作用，有助于恢复肝细胞功能，见表10。

（6）降酶类药物：具有抗脂质过氧化、抗纤维化、清除自由基、维持细胞膜稳定、促进肝细胞再生、促进酶的代谢及降低血清氨基转移酶水平等作用，并有降低血清氨基转移酶快速的特点，代表药物为联苯双酯、双环醇、水飞蓟宾等，见表11。

（7）生物制剂类药物：促肝细胞生长素是从乳猪新鲜肝脏中提取纯化制备而成的小分子多肽类活性物质，能够刺激新生肝细胞的 DNA 合成，促进损伤的肝细胞线粒体、粗面内质网恢复，促进肝细胞再生，促进肝坏死后的修复，见表12。

（8）中药制剂：很多中药制剂对肝细胞有改善作用，可减轻炎症、降低氨基转移酶、抗肝细胞坏死、增强肝脏的解毒能力、促进肝细胞再生等。部分中药制剂对病毒性肝炎、酒精性肝病、代谢性脂肪肝有治疗效果，见表13。

3. 免疫调节药物　免疫应答和免疫调节紊乱是病毒性肝炎发病的重要机制，机体产生有效的免疫应答是清除病毒的关键因素，通过各种免疫调节策略可打破慢性感染时的免疫耐受状态，因此免疫调节药物的使用是治疗慢性病毒性肝炎的重要途径。

免疫调节药物，分为免疫抑制药物和免疫增强药物。本章免疫调节药特指免疫增强药物。免疫增强药物能增强机体的非特异性免疫和特异性免疫功能，使低下的免疫功能恢复正常；或能增强与之合用的抗原的免疫原性，加速诱导免疫应答反应；或能替代体内缺乏的免疫活性物质发挥作用等。临床主要用于：①原发性或继发性免疫缺陷性疾病；②难治性细菌、真菌和病毒感染；③肿瘤的辅助治疗。

表 10　利胆护肝类药物的特点

药物分类	药物名称	适应证	禁忌证	不良反应	用药时间	储存条件
利胆护肝类药物	腺苷蛋氨酸	适用于肝硬化前和肝硬化所致肝内胆汁淤积、妊娠期肝内胆汁淤积	尚不明确	偶有面红、轻度胃肠不适等	两餐之间服用	密封，避光
	熊去氧胆酸	适用于胆汁淤积性肝病等	急性胆囊炎、胆管炎和胆道阻塞（胆总管和胆囊管）	①过敏：偶有皮疹等过敏症状，应停药。②偶有食欲缺乏，恶心，呕吐，上腹痛等症状	饭前或饭后	密封，避光

表 11　降酶类药物的特点

药物分类	药物名称	适应证	禁忌证	不良反应	用药时间	储存条件
降酶类药物	联苯双酯	用于慢性迁延型肝炎伴ALT升高异常者；也可用于化学药物引起的ALT升高	①对本品过敏者禁用。②肝硬化者禁用。③孕妇及哺乳期妇女禁用	个别病例服用后可出现轻度恶心，偶有皮疹发生	饭前或饭后服用	遮光，密封保存
	双环醇	用于慢性肝炎所致的氨基转移酶升高	对本品和本品中其他成分过敏者禁用	个别患者可能出现的不良反应均为轻度或中度，一般无须停药，或短暂停药、或对症治疗即可缓解	饭前或饭后服用	密封保存
	水飞蓟宾	中毒性肝脏损害；慢性肝炎及肝硬化的支持治疗	对本品过敏者禁用	偶尔发现有轻度腹泻现象	饭前或饭后服用	密封保存
	水飞蓟宾葡甲胺	用于急慢性肝炎，初期肝硬化，中毒性肝损害的辅助治疗	尚不明确	尚不明确	饭前或饭后服用	密封保存

表 12　生物制剂类药物的特点

药物分类	药物名称	适应证	禁忌证	不良反应	用药时间	储存条件
生物制剂类药物	促肝细胞生长素	用于中、重度慢性肝炎的辅助治疗	①对本品过敏者禁用。②肝硬化者禁用。③孕妇及哺乳期妇女禁用	临床研究中未见不良反应	—	密封，在阴凉干燥处储存

表 13　中药制剂的特点

药物分类	药物名称	适应证	禁忌证	不良反应	用药时间	储存条件
中药制剂	复方益肝灵片	益肝滋肾，解毒祛湿。用于肝肾阴虚，湿毒未清引起胁痛，食欲缺乏，腹胀，腰酸乏力，尿黄等症；或慢性肝炎氨基转移酶增高者	尚不明确	尚不明确	饭后服用	密封保存
	舒肝片	助消化，舒气开胃，消积滞，止痛除烦。用于肝郁气滞，两肋刺痛，饮食无味，消化不良，呕吐酸水，倒饱嘈杂，周身窜痛	尚不明确	尚不明确	饭前或饭后服用	密封
	茵栀黄	清热解毒，利湿退黄。有退黄疸和降低谷丙转氨酶的作用。用于湿热毒邪内蕴所致急、慢性肝炎和重症肝炎（Ⅰ型）。也可用于其他型重症肝炎的综合治疗	对本品过敏者禁用	尚不明确	饭前或饭后服用	密封
	护肝片	疏肝理气，健脾消食，降低转氨酶。用于慢性肝炎及早期肝硬化	尚不明确	尚不明确	饭前或饭后服用	密封
	垂盆草	清利湿热，有降低 ALT 的作用。用于急性肝炎、迁移性肝炎及慢性肝炎活动期	尚不明确	尚不明确	饭前或饭后服用	密封保存

（续表）

药物分类	药物名称	适应证	禁忌证	不良反应	用药时间	储存条件
中药制剂	齐墩果酸	用于急、慢性肝炎的辅助治疗	尚不明确	①少数患者有口干、腹泻、上腹部不适感。②个别患者出现血小板轻度减少	饭前或饭后服用	密封
	肝舒宁	益气健脾。用于脾气虚引起的神疲乏力，自汗或便溏，食后腹胀，面色萎黄，纳少	糖尿病患者禁服	尚不明确	饭前或饭后服用	密封
	当飞利肝宁	清利湿热，益肝退黄。用于湿热郁蒸而致的黄疸，急性黄疸型肝炎，传染性肝炎，慢性肝炎而见湿热证候者	尚不明确	尚不明确	饭前或饭后服用	密封
	利肝片	清肝、利胆。用于急、慢性传染性肝炎，胆囊炎及肝脏分泌功能障碍等	尚不明确	尚不明确	饭前或饭后服用	密封
	利肝隆	疏肝解郁，清热解毒，益气养血。用于肝郁湿热、气血两虚所致的两胁胀痛或隐痛、乏力、尿黄；急、慢性肝炎见上述证候者	忌烟酒及辛辣油腻食品	尚不明确	饭前或饭后服用	密封

常用的免疫增强剂根据来源不同分为以下几类：①生物类（胸腺激素类、转移因子、免疫核糖核酸、干扰素、白细胞介素等）；②微生物来源的制剂（利用细菌抗原制成的制剂，类似菌苗类）；③化学合成药物（左旋咪唑、异丙肌苷、二乙胺基硫代甲酸钠等）；④中药及植物来源类（香菇多糖、云芝多糖、人参、刺五加、枸杞子、黄芪、白芍、淫羊藿、蜂王浆、植物血凝素、刀豆素 A、胎盘脂多糖等），见表 14。

4. 抗肝纤维化药物　　肝纤维化是指肝脏弥漫性纤维结缔组织沉积，如不及时治疗，则多数患者将进展到肝硬化、肝衰竭；相反，积极有效的干预则有望延缓或阻止肝纤维化的进展，延长患者生存期，提高生活质量。因此，对慢性肝病患者应尽可能抓住治疗时机，避免疾病进展。病因治疗阻止肝损伤发生，是最有效的肝纤维化/肝硬化防治方法，如慢性乙肝或丙肝患者需有效抗病毒治疗。

目前西药抗肝纤维化方法：一是抑制胶原基因的转录和转译，如干扰素-γ；二是抑制胶原分泌，如秋水仙碱；三是抑制胶原蛋白转译后的修饰，如 4-脯氨酸羟化酶的抑制物；四是增加胶原降解，如多不饱和卵磷脂。理论清楚但药物不很理想。近年国内应用单味或复方中药抗肝纤维化的实验和临床研究取得令人瞩目的发展。中医专家们普遍认为肝纤维化的病机是“正虚血瘀”，扶正化瘀养肝的中药抗肝纤维化的作用机制：一是抗肝损伤，保护肝细胞；二是调整免疫功能；三是直接影响结缔组织的代谢。研究表明血瘀的本质是纤维化结缔组织的增生及变性，以及微循环障碍，肝脏内过多沉积的细胞外基质就是血瘀。瘀血阻于肝络是肝纤维化的主要病机。由此确立中医中药“扶正补虚、活血化瘀、补肾养肝”的抗肝纤维化的治则。抗肝纤维化是中医药的优势，

表 14 常用免疫调节药物的特点

药物分类	药物名称	适应证	禁忌证	不良反应	用药时间	储存条件
免疫调节药物	注射用胸腺素	慢性乙肝，作为免疫损害病者的疫苗免疫应答增强剂	对本品成分过敏者禁用；正在接受免疫抑制治疗的患者如器官移植者禁用	可能出现 ALT 水平暂时波动至基础值两倍以上，此时通常应继续使用，除非有肝衰竭的症状和预兆出现	—	密封，避光，2～8℃保存
	免疫核糖核酸Ⅱ	对乙肝的辅助治疗有较好的效果	对本品过敏者禁用	①本品能引起头晕、恶心、胸闷、心悸及荨麻疹、体温升高等全身反应。②注射部位可能产生局部红肿疼痛，其范围直径为 1～10cm，反应持续 1～3 天	—	
	重组人白细胞介素-2	对某些病毒性疾病，如乙肝等具有一定的治疗作用	①对本品成分有过敏史的患者禁用；②高热、严重心脏病、低血压者，以及严重心肾功能不全者，肺功能异常或进行过器官移植者禁用	①最常见的是发热、寒战；②皮下注射者局部可出现轻度红肿、硬结、疼痛；③使用较大剂量时，本品可能会引起毛细血管渗漏综合征	—	2～8℃避光保存
	香菇多糖	用于慢性乙型迁延性肝炎	对本品过敏者禁用	部分患者有时出现食欲缺乏、恶心、呕吐、胸闷、气短、头痛、头晕、皮疹、出汗、发热、肌内注射部位轻微疼痛。偶见白细胞和血红蛋白减少症，很少见过敏性休克。要特别注意用药后出现寒战，脉搏不规则，血压下降，口内异常感，呼吸困难等	饭前或饭后服用	
	植物血凝素	迁延性肝炎	用药前作过敏试验，对其过敏者禁用	①少数患者用药后可出现一过性过敏反应，如喉水肿、荨麻疹。可应用抗过敏药等处理。②偶见过敏性休克	—	2～8℃避光保存
	脾多肽	可用于原发性和继发性细胞免疫缺陷病	对本品过敏者禁用	偶有发热、皮疹等反应，停药后症状可消失	饭前或饭后服用	密封，避光

适用于各种进行性慢性肝病，如慢性病毒性肝炎、血吸虫性肝硬化等，目前较多用于慢性乙型肝炎、慢性丙型肝炎、代偿期肝硬化。我国中医药抗肝纤维化药物研发处于国际领先地位，独具特色。抗肝纤维化常用中药组方多基于软坚、活血、散结治法，古籍中久病肋下症瘕积聚症，恰合现代对各种慢性肝损伤、肝硬化的病理研究，见表 15。

5. 预防药物　包括乙肝疫苗、乙肝免疫球蛋白、甲肝疫苗、戊肝疫苗等，用于相应病毒性肝炎的防治，见表 16。

药物配伍或联合用药

1. 抗病毒药物的配伍与联合用药

（1）拉米夫定：与其他药物之间的潜在相互作用的发生率很低。同时使用拉米夫定与干扰素-α，两者之间无药代动力学的相互作用；拉米夫定与常用的免疫抑制剂（如环孢霉素 A）之间无明显的不良相互作用。不建议同时使用拉米夫定和扎西他滨。

（2）阿德福韦酯：对任何一种常见的人体 CYP450（细胞色素 P450）酶都无抑制作用，也不是这些酶的作用底物。因此，由 CYP450 介导与其他药物发生相互作用的可能性很小。与拉米夫定无相互作用。阿德福韦酯本身有肾毒性，正在使用对肾功能有影响的药物（如环孢素、他克莫司、氨基糖苷、万古霉素和非甾体抗炎药等），可能引起肾功能损害。

（3）替比夫定：同时服用可改变肾功能的药物可能影响替比夫定的血浆浓度。拉米夫定、阿德福韦酯、环孢素和聚乙二醇干扰素-α-2a 对替比夫定的药代动力学无影响，但替比夫定会增加干扰素-α 周围神经病变的发生风险。

表 15　常用抗肝纤维化药物的特点

药物分类	药物名称	适应证	禁忌证	不良反应	用药时间	储存条件
抗肝纤维化药物	扶正化瘀胶囊	活血祛瘀，益精养肝。用于乙肝肝纤维化属“瘀血阻络，肝肾不足”证者	孕妇忌用	偶见服后胃中有不适感	饭前或饭后服用	密封，阴凉干燥处保存
	复方鳖甲软肝片	软坚散结，化瘀解毒，益气养血。用于慢性乙肝肝纤维化，以及早期肝硬化属瘀血阻络、气血亏虚兼热毒未尽证	孕妇禁用	偶见轻度消化道反应，一般可自行缓解	饭前或饭后服用	密封
	安络化纤丸	用于慢性乙肝，乙肝后早、中期肝硬化	孕妇禁用	尚不明确	饭前或饭后服用	密封
	鳖甲煎丸	活血化瘀，软坚散结。用于腹腔器官肿大	孕妇禁用	尚不明确	饭前或饭后服用	密闭，防潮
	强肝胶囊	清热利湿、补脾养血、益气解郁。用于慢性肝炎、早期肝硬化病、脂肪肝、中毒性肝炎等	尚不明确	尚不明确	饭前或饭后服用	密封
	苦参素胶囊	用于慢性乙肝的治疗	对本品过敏者禁用	常见的不良反应有恶心、呕吐、口苦、腹泻、上腹不适或疼痛，偶见皮疹、胸闷、发热，症状一般可自行缓解	饭前或饭后服用	遮光，密封，阴凉干燥处保存

表 16　常用预防药物的特点

药物分类	药物名称	适应证	禁忌证	不良反应	用药时间	储存条件
预防药物	乙肝疫苗	主要用于乙肝预防	①对人免疫球蛋白过敏或有其他严重过敏史者。②有 IgA 抗体的选择性 IgA 缺乏者	一般无不良反应，极少数人注射局部可能出现红肿、疼痛感，无须特殊处理，可自行恢复	饭前或饭后	2～8℃
	乙肝免疫球蛋白	①乙肝表面抗原阳性及表面抗原和 e 抗原双阳性的母亲和其所生婴儿；②意外感染 HBV 的人群；③与乙肝患者或 HBsAg 携带者密切接触者；④免疫功能低下者	①对人免疫球蛋白过敏或有其他严重过敏史者。②有抗 IgA 抗体的选择性 IgA 缺乏者	一般无不良反应，极少数人注射局部可能出现红肿、疼痛感，无须特殊处理，可自行恢复	饭前或饭后	①液体制剂，2～8℃且与空气隔绝的环境中。②冻干制剂，10℃以下且空气干燥

（4）恩替卡韦：不是 CYP450 酶系统的底物、抑制剂或诱导剂，因此，由 CYP450 介导与其他药物发生相互作用的可能性很小。同时服用恩替卡韦与拉米夫定、阿德福韦酯、替诺福韦不会引起明显的药物相互作用。

（5）替诺福韦：会增加去羟肌苷浓度及其相关的不良事件（胰腺炎和周围神经病变、腹泻等）发生风险。与阿德福韦酯联用，由于两者竞争肾小管排泌，可导致肾脏毒性，不推荐两者联合用于乙肝的治疗。阿扎那韦和洛匹那韦/利托那韦可使替诺福韦浓度增加，此类患者应当监测与替诺福韦有关的不良事件。

（6）索磷布韦：经药物转运体 P 糖蛋白代谢，所以肠内强效 P 糖蛋白诱导剂类药品（利福平、利福布丁、圣约翰草、卡马西平、苯巴比妥和苯妥英）和肠内中度 P 糖蛋白诱导剂类药品（如奥卡西平和莫达非尼）可能会显著降低索磷布韦的血浆浓度，导致索磷布韦疗效降低，因此在使用索磷布韦时不和上述药品联用；当索磷布韦合用药物胺碘酮（加或不加降低心率的其他药物）时，观测到出现严重心动过缓和心脏传导阻滞情况，尚未确定机制。因此，索磷布韦限制与胺碘酮的合用，除非不耐受或禁用其他替代性抗心律失常治疗。

（7）阿舒瑞韦：中效或强效 CYP3A 诱导剂可降低阿舒瑞韦的血浆浓度，且中效或强效 CYP3A 抑制剂可增加阿舒瑞韦的血浆浓度。

（8）达拉他韦：是一种 CYP3A4 底物，禁止与 CYP3A4 强效诱导剂合用，因为可能导致达拉他韦片疗效减弱。禁忌联合使用的药物包括苯妥英、卡马西平、奥卡西平、苯巴比妥、利福平、利福布汀、利福喷汀、地塞米松、贯叶连翘等。

（9）奥比帕利：①与炔雌醇联合可能增加 ALT 升高风险，禁用含炔雌醇的药物。②经 CYP3A 清除且血药浓度升高会发生严重不良事件的药物，此类药物禁止与奥比帕利联用，包括胺碘酮、他汀类、替格瑞洛、阿夫唑嗪、夫西地酸、咪达唑仑等。③禁止与中强效 CYP450 酶诱导剂联合使用，包括苯妥英、卡马西平、苯巴比妥、利福平、贯叶连翘等。④禁止与强效 CYP3A4 抑制剂联用，包括伊曲康唑、伏立康唑、克拉霉素、考尼伐坦等。

（10）达塞布韦：①与炔雌醇联合可能增加 ALT 升高风险，禁用含炔雌醇的药物。②禁止与中强效 CYP450 酶诱导剂联合使用，包括苯妥英、卡马西平、苯巴比妥、利福平、贯叶连翘等。③禁止与强效 CYP2C8 抑制剂联用，如吉非贝齐。

2. *改善和恢复肝功能药物的配伍与联合用药*　保肝药可以合用，但不宜过多，以免加重肝脏负担及增加药物间相互作用。不同药物其作用机制和作用位点不同，合理搭配可望更好地起到保肝作用，通常可根据患者的病因、病期和病情，针对性地选择 2～3 种药物联用。

（1）多烯磷脂酰胆碱胶囊：与抗凝剂药物之间的相互作用尚无法排除。因此，需要对抗凝剂药物的剂量进行调整。多烯磷脂酰胆碱胶囊可与抗病毒药物如阿德福韦酯联合应用于肝酶异常的慢性乙肝患者，以改善肝脏生化指标。慢性丙肝患者接受干扰素治疗时联合应用多烯磷脂酰胆碱胶囊，可增加生化应答；慢性丙肝患者在停用干扰素后可继续应用多烯磷脂酰胆碱胶囊以提高持续生物化学应答。

（2）还原型谷胱甘肽：不得与维生素 B_{12}、维生素 K_3、甲萘醌、泛酸钙、乳清酸、抗组胺制剂、磺胺药及四环素等混合使用。

（3）硫普罗宁：不得与具有氧化作用的药物合并使用。

（4）甘草酸制剂（甘草酸二铵、复方甘草酸苷、异甘草酸镁）：不能与利尿剂如呋塞米、氢氯噻嗪等合用。利尿剂可增强该类制剂中甘草酸苷的排钾作用，可能出现低钾血症。不能与盐酸莫西沙星合用，由于本药的排钾作用可引起血钾下降，可能导致服用盐酸莫西沙星引起室性心动过速。

（5）熊去氧胆酸胶囊：不应与考来烯胺（消胆胺）、考来替泊（降胆宁）、氢氧化铝和（或）氢氧化铝-三硅酸镁等药同时服用，因为这些药可以在肠中和熊去氧胆酸结合，从而阻碍吸收，影响疗效。如果必须服用上述药品，应在服用该药前两小时或在服药后两小时服用熊去氧胆酸胶囊。熊去氧胆酸胶囊可以增加环孢素在肠道的吸收，服用环孢素的患者应进行环孢素血清浓度的监测，必要时要调整服用环孢素的剂量。个别病例服用熊去氧胆酸胶囊会降低环丙沙星的吸收。

（6）双环醇：不影响拉米夫定、利福平和异烟肼的血药浓度及相关药动学参数，对顺铂的抗肿瘤作用无影响。

（7）水飞蓟宾：联合抗病毒药物治疗慢性乙肝患者，在不影响核苷（酸）类似物抗病毒疗效的同时，改善患者肝功能及肝纤维化程度，从而延缓和阻止疾病进展，提高患者的依从性。

用药指导

1. 成人用药指导

（1）甲型肝炎为自限性疾病，不需要使用过多的药物，没有必要使用抗病毒药物，主要是休息和支持疗法。

（2）目前治疗慢性乙肝成人患者的抗病毒药物包括普通干扰素-α、聚乙二醇干扰素-α、拉米夫定、阿德福韦酯、恩替卡韦、替比夫定和替诺福韦等。核苷（酸）类似物均为口服给药，每天给药 1 次，应用方便。普通干扰素-α 需每日或隔日注射 1 次，聚乙二醇干扰素-α 将干扰素与聚乙二醇结合成大分子物质，使得药物从肾脏排泄的速率大为减慢，半衰期较普通干扰素延长 7～10 倍，可每周注射 1 次。普通干扰素-α 规格分 100 万单位、300 万单位、500 万单位，注射前要认真查对，以免用错。干扰素-α 主要不良反应是流感样症状和白细胞减少，一般在用药的前 3 剂有发热、疲劳等不适，个别患者有头痛、肌痛、关节痛、食欲缺乏等流感样症状，遇此情况不必惊慌，可在注射的同时使用解热镇痛药（布洛芬等）。慢性乙肝患者应用核苷（酸）类似物或干扰素-α 期间应遵照医嘱，坚持按时用药，不可随意停药或更换药物，用药的依从性不仅会影响疗效，还可能增加药物不良反应及耐药现象的发生。服药期间应定期至专科门诊随访，监测用药的疗效及安全性。

（3）丙肝患者只有确诊为血清 HCV-RNA 阳性时才需要抗病毒治疗。目前得到公认的最有效的抗病毒治疗方案是：长效干扰素（聚乙二醇干扰素-α）联合应用利巴韦林，其次是普通干扰素-α 与利巴韦林联合疗法，均优于单用干扰素-α。DAAs 类药物上市给慢性丙肝的治疗带来了新突破，使短期内治愈丙肝成为可能。慢性丙肝患者抗病毒应遵照医嘱，坚持按时服药，不可随意停药、更换药物或增减药物剂量，服药期间应定期至专科门诊随访，监测用药的疗效及安全性。

（4）HDV 感染尚无有效的治疗方法，关键在于预防。HDV 多在 HBV 感染的基础上以同时感染或重叠感染的形式共存。具体的治疗方案与乙肝相同，包括一般保肝治疗、抗病毒治疗、免疫调节治疗等。

（5）戊肝治疗原则及具体选药均同甲肝，一般不主张过多用药，以免增加肝脏的负担。

2. 儿童用药指导　儿童病毒性肝炎以甲型为多，其次为乙型，丙型和戊型较少，丁型更少见。在治疗开始前必须对患儿的年龄、疾病严重程度、取得疗效的可能性及潜在的药物不良反应、合并症和治疗费用、患者的意愿等综合考虑，进行个体化治疗。急性肝炎大多为自限性，一般不需要使用抗病毒药物。

（1）儿童乙型病毒感染者常处于免疫耐受期，通常不考虑抗病毒治疗。当肝功能出现损伤，病毒复制活跃，或出现肝纤维化时，则需要积极治疗，采用抗病毒治疗为主，保肝降酶、抗纤维化为辅的综合措施。但需考虑长期治疗安全性及耐药性问题。目前批准用于儿童患者治疗的药物包括普通干扰素-α（2～17岁）、拉米夫定（2～17岁）、阿德福韦酯（12～17岁）、恩替卡韦（2～17岁）和替诺福韦（12～17岁）。临床试验表明普通干扰素-α治疗儿童患者的疗效与成人患者相当，但干扰素-α不能用于2岁以下儿童治疗。用药剂量参照表17。

表17　儿童使用核苷（酸）类药的推荐剂量

药物	体重（千克）	剂量（毫克/天）
恩替卡韦（年龄≥2岁、体重≥10千克或体质量>30千克按成人剂量）	10～11	0.15
	>11～14	0.20
	>14～17	0.25
	>17～20	0.30
	>20～23	0.35
	>23～26	0.40
	>26～30	0.45
	>30	0.50
替诺福韦（年龄≥12岁）	≥35	300

（2）儿童感染 HCV 时间相对较短，疾病进展缓慢，治疗指征与成人相比应该更严格，即有明显肝纤维化时开始治疗。儿童慢性丙肝的治疗经验尚不充分。目前被批准的儿童抗病毒治疗药物为干扰素（包括普通干扰素和聚乙二醇干扰素），适合 2 岁以上的儿童。初步临床研究结果显示，干扰素-α 联合利巴韦林治疗儿童慢性丙肝的缓解率与成人类似，主要的不良反应是流感样症状和白细胞减少，对药物的耐受性也较好。目前 DAAs 均未做儿童的临床研究，尚无儿童用药指征。

3. 老年人用药指导

（1）老年慢性乙肝患者是指年龄≥60 岁的患者。老年患者治疗可参考一般慢性乙肝患者治疗方案，年龄不应作为慢性乙型肝炎抗病毒治疗的禁忌证，应遵医嘱长期服用抗病毒药物。注意以下问题：

1）老年患者的治疗，建议优先选择恩替卡韦或替诺福韦抗病毒治疗，也可酌情选择拉米夫定、替比夫定、阿德福韦酯。尽量避免应用干扰素-α 治疗，尤其是合并高血压、糖尿病等基础疾病者。

2）在治疗过程中及结束后应密切监测患者治疗应答情况和疾病进展情况，如肝硬化、肝癌的发生。根据患者治疗应答情况及疾病进展情况，及时就诊，调整治疗方案。

3）在使用抗病毒药物期间需要更加密切监测药物的安全性问题，如肌病、骨骼病变、周围神经病变及肾损伤等，注意定期监测肾功能、肌酸激酶等。若出现核苷（酸）类似物相关不良反应，应及时告知医生或药师，不可自行随意停药。

4）由于老年患者常伴有肾功能减退，治疗过程中应定期监测肾功能，告知医生或药师，根据肌酐清除率及时调整核苷（酸）类似物的使用剂量，不可按照常规剂量使用。

（2）老年丙肝治疗可参考一般慢性丙肝患者治疗方案。老年患者在使用干扰素-α期间，应注意观察干扰素可能的不良反应耐受情况，如流感样症状，血细胞减少，诱发甲状腺功能亢进、自身免疫性疾病、精神疾病等。

（3）老年人戊肝，以黄疸型为主，其特点是急性或亚急性肝衰竭发生率高，易发生淤胆，预后较差。因此，老年戊肝患者用药时间长，警惕可能发生的不良反应，不可随意停药。

4. 孕妇与哺乳期用药指导

（1）妊娠期间慢性乙肝患者，ALT 轻度升高可密切观察，肝脏病变较重者，经感染科医生或肝病科医生评估，并与患者充分沟通及权衡利弊后，可以使用妊娠 B 级药物（替诺福韦或替比夫定）抗病毒治疗。肝功能正常或轻度异常的未服用抗病毒药物的孕妇，若 HBV-DNA＞2×10^5 单位/毫升，可于孕期 24～28 周采用替诺福韦或拉米夫定、替比夫定进行母婴传播阻断。抗病毒治疗期间意外妊娠的患者，应及时就医，根据患者所应用的抗病毒药物而采取不同的处理措施。干扰素-α 对胎儿发育有明确致畸作用，告知患者干扰素-α 抗病毒治疗期间意外妊娠的胎儿畸形风险，建议终止妊娠。若应用的是妊娠 B 级药物（替诺福韦或替比夫定）或拉米夫定，在与感染科或肝病科医生充分沟通、权衡利弊的情况下，可继续治疗；若应用的是恩替卡韦和阿德福韦酯，在充分沟通、权衡利弊的情况下，需换用替比夫定或替诺福韦继续治疗，可以继续妊娠。核苷（酸）类似物可经乳汁分泌，考虑到其对于新生儿的生长发育的潜在风险尚不明确，建议对于服用核苷（酸）类似物的产妇暂不母乳喂养。

（2）妊娠期间慢性丙肝，目前尚缺乏 DAAs 在妊娠/哺乳期丙型肝炎患者中临床应用数据，而且缺乏充分的安全性信息。因此，干扰素联合利巴韦林及所有的 DAAs 方案均禁用于妊娠/哺乳期慢性丙肝患者。

（3）妊娠期间戊肝，易进展为急性或亚急性肝衰竭，应积极给予保肝对症支持治疗。改善和恢复肝功能药物种类繁多，目前美国 FDA 推荐的妊娠分级 B 类的药物为腺苷蛋氨酸，同时大量研究也表明多烯磷脂酰胆碱和熊去氧胆酸对于妊娠期患者的安全性良好，但不建议妊娠前 3 个月服用熊去氧胆酸胶囊。需要强调的是病毒性肝炎药物治疗过程中，应加强胎儿监测。

用药案例解析

案例 1

患者，男，25 岁，因“HBsAg 阳性 16 年，腹胀，食欲缺乏，乏力 3 周”于 2017 年 4 月 30 日入住感染病科。患者 16 年前体检发现“乙肝大三阳”，定期随访 7～8 年肝功能正常，未治疗，近 8 年未复查。3 周前无明显诱因下出现腹胀、恶心、食欲缺乏、乏力不适，进食后腹胀加重，入院后查肝功能总胆红素 48.8 微摩尔/升，直接胆红素 22.0 微摩尔/升，谷丙转氨酶 952 单位/升，谷草转氨酶 426 单位/升；HBV-DNA 1.05×10^7 单位/毫升；乙肝五项定量：乙肝表面抗原 4382 单位/毫升（+），乙肝表面抗体＜2 单位/升，乙肝 E 抗原 63.57COI（+），乙肝 E 抗体 1.857COI（－），乙肝核心抗体 0.009COI（+），建议使用恩替卡韦抗病毒治疗，患者自行上网查阅资料认为抗病毒药物需要长期服用，无法停药，故不愿服用抗病毒药物，要求保肝治疗。经多次沟通无效，给予还原型谷胱甘肽、异甘草酸镁等药物治疗 2 周后，复查患者肝功能总胆红素

36.2 微摩尔/升，直接胆红素 20.9 微摩尔/升，谷丙转氨酶 79 单位/升，谷草转氨酶 39 单位/升，患者症状好转出院。2017 年 10 月 7 日，患者劳累后再次出现恶心，食欲缺乏，眼黄，尿黄。查肝功能提示总胆红素 112.3 微摩尔/升，直接胆红素 62.0 微摩尔/升，谷丙转氨酶 1030 单位/升，谷草转氨酶 786 单位/升；HBV-DNA 4.34×10^6 单位/毫升。

案例解析：患者“慢性乙型肝炎”诊断明确，符合慢性病毒性肝炎患者抗病毒治疗指征：①HBV-DNA 水平，e 抗原阳性患者，HBV-DNA≥20 000 单位/毫升；②ALT 水平，ALT 持续升高≥2×正常值上限。该患者应进行抗病毒治疗，选择核苷（酸）类似物或者干扰素-α。但该患者不愿服用抗病毒药物，只进行保肝治疗。还原型谷胱甘肽、异甘草酸镁等改善和恢复肝功能的药物只能暂时改善肝功能，体内 HBV 持续存在，会导致肝脏再次损伤。病毒持续复制是慢性乙肝进展的根本原因，在恰当时机进行抗病毒治疗，可以减少免疫反应对肝脏的损伤，阻止或延缓疾病的进展。所以保肝治疗只是“治标不治本”，抗病毒治疗才是慢性乙肝治疗的关键。

案例 2

患者，男，68 岁，因“腹胀、眼黄、尿黄上下肢水肿 6 年余，加重 3 个月”于 2017 年 3 月 13 日入住感染科。患者 6 年前无明显诱因下出现腹胀、双下肢水肿，诊断为慢性乙肝肝硬化，予以拉米夫定片，每天 1 次，每次 100 毫克口服抗病毒药等治疗后，患者症状缓解。半年前，患者自行停用拉米夫定，3 个月前，患者再次出现眼黄、尿黄，查肝功能提示：总胆红素 205.7 微摩尔/升，直接胆红素 164.90 微摩尔/升，谷丙转氨酶 300 单位/升，谷草转氨酶 295 单位/升；凝血系列：血浆凝血酶原时间 24.4 秒，血浆凝血酶原时间活动度 35.8%，诊断为慢加急性肝衰竭，入院后查 HBV-DNA 6.63×10^4 单位/毫升，给予恩替卡韦分散片 0.5 毫克，每天 1 次，并给予还原型谷胱甘肽、异甘草酸镁、腺苷蛋氨酸等对症支持治疗，住院 37 天出院。

案例解析：该患者为慢性乙肝急性发作导致的慢加急性肝衰竭。该患者服用抗病毒药物等控制了慢性乙肝病情进展，症状缓解，该患者看到病毒阴转、肝功能正常，自以为治愈而停用抗病毒药物拉米夫定。由于核苷（酸）类似物仅能抑制 HBV 复制而不能杀灭病毒，停药后容易复发，所以需要长期服用。自行停药会导致病毒反复发作，甚至肝炎急性加重或病毒耐药。因此，慢性乙肝患者服用抗病毒药物不可自行停药，停药一定要在医师指导下进行，并在停药后进行密切监测，如肝炎加重，需及时采取治疗措施。在停药后 3 个月内应每月检测 1 次肝功能、HBV 血清学标志物及 HBV-DNA；之后每 3 个月检测 1 次肝功能、HBV 血清学标志物及 HBV-DNA，至少随访 1 年时间，以便及时发现肝炎复发及肝脏功能恶化。在停止核苷（酸）类似物治疗的患者中已有发生肝炎急性加重的报道，因此，停药后必须严密监测肝功能数月至 1 年以上。

案 例 3

患儿，女，4 岁，患儿母亲怀孕时确诊为乙肝病毒携带者；2017 年 2 月因体检发现肝脏氨基转移酶增高，进一步检查 HBV-DNA 4.78×10^5 单位/毫升，遂就诊某儿童医院，治疗 5 天（舒肝宁，复方甘草酸苷及还原型谷胱甘肽），出院时氨基转移酶正常；2017 年 6 月 14 日于某儿童医院门诊复查肝功能见氨基转移酶增高（谷丙转氨酶 113 单位/升，谷草转氨酶 81 单位/升）；2017 年 6 月 16 日门诊乙肝六项：HBsAg 0.113 单位/毫升，HBeAg 3745.41COI，乙型肝炎病毒前 S1 抗原阳性，HBV-DNA 7.7×10^6 单位/毫升。诊断为“慢性乙型病毒性肝炎”，予还原型谷胱甘肽、舒肝宁静脉滴注保肝降酶，家长拒绝接受抗病毒治疗。

案例解析：该患儿母亲怀孕时确诊为 HBV 携带者，且患儿肝功能异常，结合乙肝六项及 HBV-DNA 结果，诊断明确；该患儿处于免疫清除期，其 ALT 升高超过正常值上限，且 HBV-DNA 水平持续上升（2017 年 2 月查 HBV-DNA 4.78×10^5 单位/毫升；2017 年 6 月查 HBV-DNA 7.7×10^6 单位/毫升），有抗病毒治疗的指征；该患儿有明显的肝功能损害，可给予保肝治疗。但仅给予还原型谷胱甘肽、舒肝宁等改善和恢复肝功能的药物，只能暂时改善肝功能，治标不治本，体内 HBV 持续存在，会导致肝脏再次损伤。根据《慢性乙型肝炎防治指南》（2015 版），对于儿童进展期肝病或肝硬化患儿，应及时抗病毒治疗，但需考虑长期治疗安全性及耐药性问题。2 岁以上儿童可考虑干扰素-α 治疗，也可选用恩替卡韦治疗，12 岁以上可选用替诺福韦治疗。该患者应进行抗病毒治疗，患儿年龄 4 岁，为 2 岁以上，药物可选择恩替卡韦或干扰素-α；患儿体重 16 千克，恩替卡韦应给予 0.25 毫克，每天 1 次。

案例 4

患者，男，70 岁，因“腹胀、尿少伴双下肢水肿 2 周，加重 5 天”于 2016 年 3 月 23 日入住感染病科。患者 8 年前在当地体检发现肝功能异常（氨基转移酶升高），后查乙肝五项示 HBsAb 阳性，丙肝抗体阳性，HCV-RNA 阳性（具体数值不详），追问病史，患者 1988 年因外伤手术曾输血治疗，故诊断为“慢性丙型肝炎”，医生曾建议其使用“干扰素联合利巴韦林”治疗，患者因无不适症状拒绝使用，要求护肝治疗，以后每年复查肝功能 2～3 次，谷丙转氨酶大都在 100 单位/升左右，有时自行服用护肝降酶药，如五味子、联苯双酯、护肝片、中草药等，ALT 降至正常后停药，近 3 年未定期复查。此次入院后查肝功能示：白蛋白 30 克/升，球蛋白 35 克/升，总胆红素 44.6 微摩尔/升，直接胆红素 28.0 微摩尔/升，谷丙转氨酶 78 单位/升，谷草转氨酶 106 单位/升；HCV-RNA 1.05×10^5 单位/毫升；肝脏 CT 示肝硬化、脾大、腹水。

案例解析：患者 8 年前“慢性丙型肝炎”诊断明确，HCV-RNA 阳性和 ALT 异常也符合抗病毒指征，干扰素联合利巴韦林治疗尤其是聚乙二醇干扰素的加入可以让 70%～80% 患者完全应答甚至治愈，患者自认为已经感染（HCV）20 余年未曾治疗但并无明显不适症状，认为只要把氨基转移酶降至正常即可，殊不知，慢性丙肝患者大都临床症状轻，肝功能损害较乙肝轻，患者可能没有明显的黄疸，氨基转移酶只是轻中度升高甚至正常，但是只要病毒阳性就会不断地对肝细胞造成损伤，需要尽早启动干扰素联合利巴韦林抗病毒治疗（在DAAs可获得的地区也可选用DAAs治疗），急性丙肝患者在观察3个月后病毒仍未阴转也应启动抗病毒治疗。部分中成药或中草药可以减轻肝细胞炎症，使氨基转移酶漏出减少，但并没有抑制或杀灭病毒作用，因此单纯使用降酶药使氨基转移酶降至正常只是表象，病毒仍在，疾病仍会进展。

案例 5

患者，男，62岁，因“上腹部不适伴双下肢水肿10天”于2015年10月16日入住感染病科，入院后查肝功能示白蛋白30克/升，球蛋白35克/升，总胆红素38.4微摩尔/升，直接胆红素26.2微摩尔/升，谷丙转氨酶58单位/升，谷草转氨酶65单位/升；肝脏CT示肝硬化、脾大、腹水。患者10余年前诊断为“慢性丙型肝炎”，曾给予普通干扰素500万单位联合利巴韦林治疗1个月后HCV-RNA阴转，3个月后患者自认为好转自行停药，未监测病毒相关指标，9年前曾服用治疗肝病的偏方（中草药单方）6个月，肝功能、HCV病毒量和肝脏影像学未定期随访，近两年曾查肝功能氨基转移酶轻度升高（＜100单位/升），未予重视。

案例解析：患者10余年前“慢性丙型肝炎”诊断明确，对慢性丙肝，只要有抗病毒指征需尽早启动抗病毒治疗，10年前治疗方案为干扰素联合利巴韦林，如条件允许推荐长效干扰素联合利巴韦林，近2年在DAAs可获得地区推荐使用DAAs治疗，干扰素联合利巴韦林方案时，干扰素和利巴韦林需足量、足疗程，否则可导致疗效不佳和停药复发，其疗程根据HCV基因型不同而不同，基因1型疗程需完成48周，非1型者至少完成24周。停药后需随访HCV-RNA，如果HCV-RNA再次阳性，对先前使用普通干扰素者建议换用长效干扰素联用利巴韦林，近2年来推荐对先前治疗无效或疗效不佳或停药复发者推荐DAAs治疗。该患者10余年前及时启动抗病毒治疗，1个月后HCV-RNA即阴转，疗效好，但患者使用药物3个月即停药，疗程不足，停药后也未随访HCV-RNA水平，因无明显不适症状而未重视未及时就诊，导致病毒不断损伤肝细胞以至于进展至肝硬化。因此，对慢性丙肝患者，规范的治疗方案、足疗程治疗及定期随访（包括停药后）都很重要。

案例 6

患者，男，51岁，因“眼黄、尿黄伴腹胀10天”于2018年1月10日入住感染病科，入院后查肝功能示白蛋白32克/升，球蛋白35克/升，总胆红素118.6微摩尔/升，直接胆红素78.0微摩尔/升，谷丙转氨酶257单位/升，谷草转氨酶186单位/升；抗核抗体十三项和自身免疫学肝炎阴性，铜代谢和铁代谢系列正常，丙肝抗体阴性，乙肝五项：HBsAg、HBeAb、HBcAb 阳性，HBV-DNA<300 单位/毫升，肝脏 CT 示：肝硬化、脾大、腹水。患者 2 年前诊断为在“乙肝肝硬化代偿期”，服用拉米夫定治疗，每半年复查肝功能、HBV-DNA 一直阴性，肝脏 B 超正常。2 个月前听信民间传言“三七”可以活血化瘀治疗肝硬化，开始间断服用“三七粉”，拟诊为“药物性肝损害”行肝脏病理检查，病理考虑为“肝窦阻塞综合征”。

案例解析：患者 2 年前诊断为乙肝肝硬化代偿期，HBV-DNA 阳性达抗病毒指征（肝硬化者 HBV-DNA 2000 单位/毫升，无论 ALT 异常与否），给予抗病毒治疗，对肝硬化患者的尽早抗病毒治疗可以延缓病情进展至终末期肝病，减少原发性肝癌的发生，对乙肝肝硬化患者抗病毒治疗的疗程是长期治疗甚至终身治疗，不可轻易停药，该患者近 2 年抗病毒期间 HBV 水平一直处于检测水平以下，只需继续服用拉米夫定抗病毒治疗，定期随访（每 3 个月）肝功能、HBV-DNA、AFP、肝脏影像学，但该患者听信民间偏方，服用“三七粉”，而民间“三七”多为土三七，含吡咯烷生物碱，对肝窦内皮细胞损害致肝窦流出道阻塞引起肝内窦性门脉高压，临床出现肝大、黄疸、腹水等症状。在肝细胞炎症坏死、纤维化形成阶段，部分中药可改善肝细胞微循环、促进肝细胞修、减轻和改善肝纤维化。但在肝硬化静止期，中药带来的治疗作用非常有限，且肝硬化患者因有效肝细胞减少，其解毒、转化代谢功能下降更易导致药物性肝损害，因此，在肝硬化阶段应尽量少用疗效不确定的药物，以免增加肝脏负担。

案例 7

患儿，男，2岁6个月，患儿母亲为乙肝“大三阳”患者，因2017年1月于当地医院体检发现患儿HBsAg、HBeAg阳性，为求进一步治疗，遂来某儿童医院，门诊查HBV-DNA滴度（5.60×10^8单位/毫升），肝功能示谷丙转氨酶、谷草转氨酶均明显升高（谷丙转氨酶 651.5 单位/升，谷草转氨酶 513.5 单位/升），诊断为“慢性乙型病毒性肝炎”；入院后给予恩替卡韦分散片0.2毫克，每天1次抗病毒治疗，并给予还原型谷胱甘肽、舒肝宁保肝治疗；半年后患儿HBeAg转阴，肝功能基本正常，自行停药。1个月前患儿出现恶心，食欲不佳，眼黄，尿黄；遂来复查，门诊查HBV-DNA滴度（1.09×10^9单位/毫升）明显增高，肝功能示谷丙转氨酶、谷草转氨酶均明显升高（谷丙转氨酶1203单位/升，谷草转氨酶1132单位/升），现给予恩替卡韦分散片0.25毫克，每天1次抗病毒治疗，并给予还原型谷胱甘肽、复方甘草酸苷保肝治疗。

案例解析：该患儿母亲为乙肝“大三阳”患者，辅助检查示患儿乙肝病毒DNA滴度明显增高，HBsAg、HBeAg阳性，肝功能损害，诊断为“慢性乙型病毒性肝炎”，诊断明确。该患儿处于免疫清除期，抗病毒治疗是关键，只要有适应证，且条件允许，就应该规范地进行抗病毒治疗。该患儿在抗病毒治疗半年后HBeAg转阴，肝功能恢复正常，家长认为已经“痊愈”，遂停药，停药后造成病毒复制加强，肝功能损害更加严重。恩替卡韦为核苷（酸）类似物，通过竞争性抑制DNA聚合酶，阻止HBV-DNA的复制，但并不能清除病毒。患儿

（家长）应严格遵照医嘱，不能随意停药，且每个月需复查肝功能，3 个月时要进行 HBV-DNA 复查，根据治疗效果调整用药方案。根据《慢性乙型肝炎防治指南》（2015 版），对 HBeAg 阳性患者总疗程建议至少 4 年，在 HBV-DNA、谷丙转氨酶、HBeAg 血清学转换达标后再巩固治疗至少 3 年（每 6 个月复查 1 次）仍保持不变者，可考虑停药，但延长疗程可减少复发；而 HBeAg 阴性患者除 HBV-DNA 达标外，还要求 HBsAg 消失再巩固治疗一年半（每 6 个月复查 1 次），仍保持不变时才可考虑停药。停药后还应定期监测相应指标和随访。

温馨提示

（1）抗病毒治疗是慢性乙肝和慢性丙肝治疗的关键。

（2）抗病毒药物应长期服用，不可随意停药或减量，否则会导致疾病的加重或复发。

（3）慢性乙肝和慢性丙肝服用抗病毒药物期间，应谨遵医嘱定期门诊随访，监测用药的安全性和疗效。

药物与饮食

病毒性肝炎的治疗与饮食密切相关，科学用药与合理饮食是病毒性肝炎重要的治疗手段。合理而充足地供给各种营养，可以改善肝脏的营养状况，调节免疫功能。病毒性肝炎服药期间饮食应清淡易消化，忌食辛辣，油腻食物。

戒酒，避免加重肝细胞损伤。肝炎患者由于肝实质损害，肝脏功能减退，特别是乙醇代谢所需要的各种酶分泌量减少，活力降低，因而影响了肝脏对乙醇的解毒能力，即使少量饮酒，也会使肝细胞受到进一步损害，导致肝病加重，因此肝炎患者应戒酒。

恩替卡韦口服同时进食标准高脂餐或低脂餐，会导致恩替卡韦吸收的轻微延迟及吸收减少。因此，应空腹服用（餐前或餐后至少 2 小时）。

索磷布韦、奥比帕利、达塞布韦服用时，与空腹状态相比，在进食标准高脂肪餐的状态下吸收增加，因此，建议上述药物服用时应与食物同服。

多烯磷脂酰胆碱胶囊，需随餐服用，用足够量的液体整粒吞服，不能咀嚼。

熊去氧胆酸，按时用少量水送服。

双环醇片，食物可能对药物动力学有一定的影响，故仍以餐前服用本药为宜。胃病患者应在餐后服用。

门冬氨酸钾镁由于胃酸能够影响其疗效，因此本品应餐后服用。

复方益肝灵片，应饭后服用，服药期间饮食宜用清淡易消化之品，慎食辛辣肥腻之物，忌酒。

方会慧　许元宝　李飞龙　詹迪迪　谢琴秀

第三部分 用药常见问题解析

抗病毒药物

Q1 是不是所有的病毒性肝炎都需要进行抗病毒治疗?

答: 并不是所有的病毒性肝炎都需要进行抗病毒治疗。目前,甲肝、丁肝、戊肝尚无有效抗病毒疗法,以对症支持疗法为主,仅有针对乙肝和丙肝病毒的药物,而且大部分急性乙肝都不需要抗病毒治疗,仅有丙肝和慢性乙肝需要抗病毒治疗。

Q2 是不是所有的急性乙肝都不需要抗病毒治疗?

答: 不是,急性乙肝 90%都可自愈,故不必进行抗病毒治疗,但是部分有重症倾向(总胆红素水平＞171 微摩尔/升,INR＞1.6 或肝性脑病或腹水)的急性乙肝也需要抗病毒治疗。因此,建议急性乙肝患者咨询专科医生决定是否抗病毒治疗。

Q3 为什么说抗病毒治疗是慢性乙肝的治疗关键?

答: 病毒持续复制是慢性乙肝疾病进展的根本原因。病毒在体内持续复制,激发机体对病毒的免疫反应,引起炎症反应，导致肝组织反复损伤，纤维组织增生，最终导致肝脏的形态发生改变，形成肝硬化，少许患者甚至发展成肝癌。如果在恰当时机进行抗病毒治疗，通过长期抑制病毒复制，可以减少免疫反应对肝脏的损伤，延缓甚至逆转肝硬化，减少肝癌的发生。

Q4 慢性乙肝进展为肝硬化、肝癌，是不是就没有必要抗病毒了？

答： 不是，若肝硬化、肝癌患者体内存在 HBV，不清除 HBV，病毒在体内持续复制，造成体内残存的部分正常肝组织损伤，加重疾病进展，因此，肝硬化和肝癌患者只要能够检出 HBV-DNA 就需要抗病毒治疗。

Q5 哪些慢性乙肝患者需要抗病毒治疗？

答： ①HBV-DNA 水平：HBeAg 阳性患者，HBV-DNA≥20 000 单位/毫升；HBeAg 阴性患者，HBV-DNA≥2000 单位/毫升。②ALT 水平：ALT 持续升高≥2 倍正常值上限。③存在 HBV-DNA 阳性肝硬化的客观依据时，无论 ALT 和 HBeAg 情况，均建议积极抗病毒治疗。对于持续 HBV-DNA 阳性、达不到上述治疗标准，年龄＞30 岁，伴有肝硬化或肝细胞癌家族史，建议行肝组织活检或无创性检查，明确肝脏纤维化情况后给予抗病毒治疗。

Q6 HBV 感染者是不是肝功能正常，就不需要抗病毒治疗？

答： 不是，应加强监测，定期复查肝功能和 HBV-DNA。若患者 ALT 持续正常（每 3 个月检查 1 次），年龄＞30 岁，伴有肝硬化或肝癌家族史，建议行肝组织活检或无创性检查，了解肝脏炎症和纤维化程度，判断是否需要抗病毒治疗。如果HBV-DNA阳性，ALT正常，但存在明显的肝脏炎症（2级以上）或纤维化，特别是肝纤维化2级以上，疾病进展风险较大，可考虑给予抗病毒治疗。

Q7 哪些慢性丙肝患者需要抗病毒治疗?

答：血液中检测到HCV-RNA，即应进行规范的抗病毒治疗。

Q8 HBV携带者是不是很安全？是不是不需要抗病毒治疗?

答：HBV携带者是指血清HBsAg阳性，1年内连续随访3次以上，每次至少间隔3个月，ALT均在正常范围，肝组织检查无病变或病变轻微，HBV-DNA可低于检测值下限或处于高水平。HBV携带者应定期进行专科随访，严格把握抗病毒治疗的适应证，参照问题5，及时筛查出肝脏病变，而对于病情稳定者，避免盲目用药及不恰当用药造成的耐药，减少医疗资源及经济上的浪费。

Q9 HCV感染者肝功能正常，是否需要抗病毒治疗?

答：需要，HCV感染者只要血液中检测到HCV-RNA，不论肝功能是否正常，都需要进行抗病毒治疗。

Q10 只要肝功能正常，抗病毒的目的就达到了吗？

答： 不是。肝功能正常只是抗病毒治疗生化学应答的一个表现，抗病毒治疗的目的是最大限度地长期抑制或消除HBV、HCV，清除或减轻病毒相关肝损害，阻止进展为肝硬化、失代偿期肝硬化、肝癌及其并发症的发生，从而改善生活质量和延长存活时间。

Q11 慢性乙肝患者的肝功能 ALT 越低，是不是抗病毒效果越好？

答： 不是，ALT 水平是间接反映肝脏损伤的指标，同时也反映了慢性乙肝患者免疫应答状态，ALT 水平较高的患者免疫反应较强，ALT 水平较低患者免疫反应较弱。高HBV-DNA 载量、ALT 低水平（1～2 倍正常值上限）的患者无论采用核苷（酸）类似物或干扰素-α 治疗，疗效均欠佳。而ALT 较高水平（如 2 倍甚至 5 倍正常值上限），经干扰素抗病毒治疗后疗效较好。

Q12 慢性乙肝患者的病毒载量越高，是不是抗病毒效果越差？

答： 不是，抗病毒效果与药物及病毒载量密切相关，病毒载量仅是影响抗病毒效果的其中一个因素，使用替诺福韦或恩替卡韦等强效抗病毒药物仍然能获得较好疗效。

Q13 哪些慢性乙肝初治患者适合选用核苷（酸）类似物抗病毒治疗？

答：任何有抗病毒适应证的初治患者，原则上均可选择核苷（酸）类似物口服，以下几种情况适宜首先选用核苷（酸）类似物抗病毒治疗：①存在干扰素禁忌的患者，如肝功能失代偿、肝衰竭和失代偿性肝硬化患者，肝功能总胆红素升高大于36微摩尔/升，或ALT、AST大于正常值上限10倍的患者；②早期肝硬化；③乙肝患者妊娠期出现肝炎发作。

Q14 治疗慢性乙肝，核苷（酸）类似物需要服用多长时间？

答：核苷（酸）类似物治疗建议达到HBsAg消失且HBV-DNA低于检测下限，再巩固治疗一年半（经过至少3次复查，每次间隔6个月）仍保持不变时，可考虑停药。不同患者的病情不一样，每个人接受核苷（酸）类似物抗病毒治疗的具体疗程也不一致。HBeAg阳性慢性乙肝：至少2年，建议在取得HBeAg血清学转换，HBV-DNA检测不到，ALT正常的情况下，继续巩固治疗1年以上，最好巩固3年，可以考虑停药。HBeAg阴性慢性乙肝：无明确疗程，建议治疗至HBsAg转阴、HBsAg血清学转换或HBsAg清除后巩固治疗至少12个月才停药。达标后，巩固治疗时间越长，复发反弹可能性越小。

Q15 核苷（酸）类似物治疗慢性乙肝肝功能或病毒载量正常后就可以停药吗？

答： 不可以，核苷（酸）类似物治疗一段时间后，看到一定疗效，肝功能正常或病毒载量低于检测限，也不可以随意停药。自行停药可能会引起病毒反弹、病情加重甚至肝衰竭而造成严重后果。因此务必遵照医嘱服药，停药需要和医生沟通。停药时间参考问题 14，即使停药后仍需定期到医院复诊以监测病情变化。

Q16 核苷（酸）类似物治疗慢性乙肝需要终身服药吗？

答： 不需要终身服药，核苷（酸）类似物有停药时间，可参考问题 14。但停药后应密切监测病情变化。

Q17 核苷（酸）类似物类药物饭前还是饭后吃？

答： 大多数核苷（酸）类似物与食物同时服用，不会影响其生物利用度，因此，拉米夫定、阿德福韦酯、替比夫定、替诺福韦饭前和饭后服用均可，仅恩替卡韦需空腹服用。

Q18 恩替卡韦是饭前还是饭后服用？

答： 恩替卡韦应空腹服用，饭前 2 小时或晚上睡觉前服用。进食会导致恩替卡韦吸收延迟和吸收减少。

Q19 核苷（酸）类似物类药物漏服怎么办？

答： 如漏服一剂药物但仍在正常服药时间后 18 小时内，则患者尽快服用该片剂。若已超过 18 小时，则患者等至平常用药时间时进行下一次服药，不可服用两倍剂量。

Q20 慢性乙肝患者经常漏服核苷（酸）类似物会怎样？

答： 经常漏服核苷（酸）类似物会导致病毒反弹或耐药，出现肝功能损害，因此服用核苷（酸）类似物期间可固定时间服用，尽量避免漏服。

Q21 儿童患慢性乙肝，可以选择哪些抗病毒药物？

答： FDA 批准的可使用的药物有：干扰素-α、拉米夫定、阿德福韦酯、恩替卡韦、替诺福韦。干扰素-α 可用于 2 岁以上婴幼儿，拉米夫定可用于 2 岁以上儿童，阿德福韦酯和替诺福韦用于 12 岁以上儿童，恩替卡韦用于 2～17 岁儿童。儿童慢性乙肝患者在选择抗病毒药物前应咨询专科医生，遵医嘱服药。

Q22 孕妇患慢性乙肝，可以选择哪些抗病毒药物？

答： 妊娠期间慢性乙肝患者，经感染科或肝病科医生评估，并与患者充分沟通并权衡利弊后，可以使用妊娠 B 级药物（替诺福韦或替比夫定）抗病毒治疗。

Q23 治疗慢性乙肝的核苷（酸）类似物抗病毒药物无效或产生耐药，能否换成另一种核苷（酸）类似物?

答： 可以，一种核苷（酸）类似物抗病毒药物无效或产生耐药，另一种核苷（酸）类似物仍可能有效。两药之间的耐药位点不同，即可序贯治疗。如拉米夫定或替比夫定耐药可换用替诺福韦，阿德福韦酯耐药可换用恩替卡韦。但各种核苷（酸）类似物之间有交叉耐药，不能随意更换抗病毒药物，需要与专科医生沟通，更换药物后要定期到医院复诊以监测病情变化。

Q24 男性在口服核苷（酸）类似物治疗慢性乙肝期间，能否考虑生育?

答： 应用核苷（酸）类似物抗病毒治疗的男性患者，现有证据均未提示核苷（酸）类似物治疗对胎儿的不良影响，经充分沟通后可考虑生育。建议男性患者备孕前咨询专科医生。

Q25 女性在口服核苷(酸)类似物期间意外怀孕，该怎么办?

答： 若应用的是妊娠 B 级药物（替诺福韦或替比夫定）或拉米夫定，在与感染科或肝病科医生充分沟通、权衡利弊的情况下，可继续治疗；若应用的是恩替卡韦和阿德福韦酯，在充分沟通、权衡利弊的情况下，需换用替比夫定或替诺福韦继续治疗，可以继续妊娠。

Q26 肝功能正常或轻度异常的未服用抗病毒药物的慢性乙肝孕妇患者，为阻断母婴传播，哪些患者需要服用抗病毒药物?

答： 在妊娠中期检测 HBV-DNA 水平，根据 HBV-DNA 水平，决定是否需要进行抗病毒治疗：①若孕妇 HBV-DNA≥ 2×10^6 单位/毫升，在充分沟通和知情同意的情况下，可于妊娠 24～28 周给予替诺福韦或替比夫定进行抗病毒治疗。②若孕妇 HBV-DNA＜2×10^6 单位/毫升，则不予干预，继续观察。

Q27 使用核苷（酸）类似物期间能否哺乳?

答： 核苷（酸）类似物可经乳汁分泌，考虑到其对于新生儿的生长发育的潜在风险尚不明确，建议服用核苷（酸）类似物的产妇暂停哺乳。

Q28 HBsAg 携带者接受免疫抑制剂或细胞毒药物（如环孢素、他克莫司、顺铂、紫杉醇、氟尿嘧啶等）期间是否需要使用抗病毒药物?

答： 无论 HBsAg 携带者 HBV-DNA 载量如何，在应用免疫抑制剂或细胞毒性药物治疗前 2～4 周均应用核苷（酸）类似物预防治疗。

Q29 HBsAg 携带者接受免疫抑制剂或细胞毒药物（如环孢素、他克莫司、顺铂、紫杉醇、氟尿嘧啶等）期间预防抗病毒应选择何种药物?

答： 预防用药应选择抑制 HBV-DNA 作用迅速、耐药性低的药物，如恩替卡韦或替诺福韦。

Q30 HBsAg 携带者接受免疫抑制剂或细胞毒药物（如环孢素、他克莫司、顺铂、紫杉醇、氟尿嘧啶等）期间核苷（酸）类似物需要使用多长时间?

答： 在开始免疫抑制剂及化疗药物前 2～4 周开始应用抗病毒治疗，在化疗和免疫抑制剂治疗停止后，应当继续使用核苷（酸）类似物治疗 6 个月以上。注意随访和监测。

Q31 慢性乙肝合并肾功能不全患者，使用核苷（酸）类似物抗病毒治疗时应注意什么问题?

答： ①可考虑应用恩替卡韦、替比夫定或拉米夫定抗病毒治疗，最好不要选择阿德福韦酯或替诺福韦抗病毒治疗。②应根据患者肌酐清除率及透析情况调整给药间隔和(或）剂量。建议慢性乙肝合并肾功能不全患者使用核苷（酸）类似物抗病毒治疗时应咨询专科医生进行治疗药物的选择及剂量调整。

Q32 慢性乙肝合并肾功能不全患者，哪种核苷（酸）类似物抗病毒治疗可能更有益?

答： 替比夫定，近年来多项研究提示替比夫定可改善慢性乙肝患者（尤其是肾损害高危因素患者）的肾小球滤过率等指标。

Q33 核苷（酸）类似物是否会产生依赖性?

答： 不会。有部分患者认为核苷（酸）类似物需要长期服药，不可随意停药，就是药物有依赖性。药物依赖性是指药物连续地反复应用，导致机体对其产生适应状态，呈现生理依赖性；或者使用者心理上产生主观依赖，即精神依赖性。核苷（酸）类似物并不能完全清除病毒，只是抑制病毒复制，停药后病毒会反弹，所以需要长期服用，而不是产生依赖性。

Q34 口服核苷（酸）类似物治疗慢性乙肝的疗效如何?

答： 核苷（酸）类药物的疗效明确，可以有效抑制 HBV 复制，长期治疗有效的患者，肝脏的炎症、纤维化程度逐渐减轻，可有效阻止或延缓疾病的进展。恩替卡韦治疗 5 年的随访研究表明：HBeAg 阳性慢性乙型肝炎患者 HBV-DNA 低于检测下限比率为 94%，ALT 复常率为 80%。经过 8 年替诺福韦治疗，HBeAg 阳性患者的 HBV-DNA 低于检测下限比率为 98%，HBeAg 血清学转换率为 31%，HBsAg 消失率为 13%。

Q35 口服核苷（酸）类似物治疗慢性乙肝，如何判断是否有效?

答： 应从以下几个方面判断：①病毒学应答，治疗过程中，血清 HBV-DNA 低于检测下限。②组织学应答，肝组织活检或无创性检查提示肝脏组织学炎症和纤维化程度好转。③完全应答，持续病毒学应答且 HBsAg 阴转或伴有抗-HBs 阳转。④临床治愈，持续病毒学应答且 HBsAg 阴转或伴有抗-HBs 阳转、ALT 正常、肝组织学病变轻微或无病变。

Q36 抗病毒治疗能否完全阻止慢性乙肝进展为肝硬化、肝癌?

答： 不能，抗病毒治疗可以有效抑制 HBV 复制，减轻或防止肝细胞损伤和疾病进展，大大降低肝硬化及肝癌的发生率。但抗病毒治疗不能彻底清除 HBV，不能完全阻止慢性乙肝进展为肝硬化或肝癌。因此，慢性乙肝患者在抗病毒期间仍然要加强监测，定期复查腹部 B 超及 AFP，及时发现肝硬化或肝癌。

Q37 替比夫定使用期间出现肌肉酸痛，该怎么办?

答： 使用替比夫定期间出现肌肉酸痛应立即就医，监测血清肌酸激酶（CK）变化，进行肌肉活检。排除运动、合并应用他汀类等药物及合并原发性肌病等因素对 CK 的影响，对于 CK 持续升高或伴有持续肌无力和肌痛等症状患者，建议停用替比夫定，并于感染科或肝病科就诊调整抗病毒药物。

Q38 核苷（酸）类似物对驾驶和机械操作能力是否有影响？

答： 目前，还没有资料显示核苷（酸）类似物对驾驶和机械操作能力有影响，但核苷（酸）类似物多有疲劳、乏力的不良反应，因此在服药期间驾驶和机械操作时应遵循相关规定。

Q39 阿德福韦酯使用期间出现肾功能损伤，该怎么办？

答： 应用阿德福韦酯期间出现肾功能损伤，应及时就诊，排除疾病本身影响，与医生沟通，换用其他核苷（酸）类似物抗病毒治疗。如因病情需要仍需继续应用阿德福韦酯治疗，应根据患者肌酐清除率酌情减量。阿德福韦酯治疗 5 年，肾损伤的发生率为 3%～9.2%。因此，在使用阿德福韦酯期间应监测肾功能。

Q40 替诺福韦使用期间，出现血磷低怎么办？

答： 建议低磷血症患者酌情补充磷酸盐制剂，为避免补磷加重低血钙应同时补充维生素 D 5000 单位/天或 1，25-二羟基维生素 D_3 0.25～0.5 微克/天。低磷血症可导致骨软化和骨质疏松，患者可有骨痛及步态蹒跚等表现。若患者出现相关临床症状，应及时就诊，与医生沟通换用其他核苷（酸）类似物。

Q41 替诺福韦的肾脏损害是不是比阿德福韦酯小?

答： 两药均存在肾脏损害，阿德福韦酯治疗5年，肾损伤的发生率为3%~9.2%。替诺福韦治疗5年，肾损伤的发生率为1%。阿德福韦酯的肾脏损害多表现为蛋白尿、血肌酐升高（一般指较基线升高>44.2 微摩尔/升）。而替诺福韦的肾脏损害多表现为低磷血症及软骨病等。因此，两药使用期间均应监测肾功能。

Q42 核苷(酸)类似物少见或罕见但严重的不良反应有哪些?

答： 核苷（酸）类似物少见或罕见但严重的不良反应有肾功能不全、低磷性骨病、肌炎、横纹肌溶解、乳酸酸中毒等（表18）。

表18 核苷（酸）类似物少见或罕见但严重的不良反应

不良反应形式	药物
肾功能不全	主要见于阿德福韦酯
低磷性骨病	主要见于阿德福韦酯、替诺福韦
肌炎	主要见于替比夫定
横纹肌溶解	主要见于替比夫定
乳酸酸中毒	可见于拉米夫定、恩替卡韦、替比夫定

Q43 慢性乙肝患者应用核苷（酸）类似物抗病毒治疗期间，需要随访哪些指标?

答： 指标有血常规、生化学指标、HBV-DNA、乙肝五项定量、甲胎蛋白、肝硬度测定值、腹部超声。服用替比夫定的患者，应监测肌酸激酶；服用替诺福韦或阿德福韦酯的患者应监测肌酐和血磷。

Q44 慢性乙肝患者应用核苷（酸）类似物抗病毒治疗期间多长时间复查 1 次？

答： 生化学指标、HBV-DNA，每 3～6 个月检测 1 次直至治疗结束；血常规、乙肝五项定量、甲胎蛋白、肝硬度测定值、腹部超声，每 6 个月检测 1 次直至治疗结束。服用替比夫定的患者，应每 3～6 个月监测肌酸激酶；服用替诺福韦或阿德福韦酯的患者应每 3～6 个月监测肌酐和血磷。

Q45 核苷（酸）类似物治疗慢性乙肝停药后应如何随访？

答： 在停药后 3 个月内应每月检测 1 次肝功能，HBV 血清学标志物及 HBV-DNA；之后每 3 个月检测 1 次肝功能、HBV 血清学标志物及 HBV-DNA，至少随访 1 年时间，以便及时发现肝炎复发及肝脏功能恶化。此后，持续 ALT 正常且 HBV-DNA 低于检测下限者，建议至少每年进行 1 次 HBV-DNA、肝功能、AFP 和超声影像检查。ALT 正常但 HBV-DNA 阳性者，建议每 6 个月检测 1 次 HBV-DNA、ALT、AFP 和超声影像检查。

Q46 拉米夫定或替比夫定治疗 12 周后 HBV-DNA 较基线下降 < 1 lg 单位/毫升怎么办？

答： 应及时就诊感染科，可考虑换用替诺福韦，不推荐换用存在交叉耐药位点的恩替卡韦继续治疗。

Q47 使用核苷（酸）类似物治疗慢性乙肝期间，哪些情况说明耐药了？

答： 耐药最早的临床表现是出现HBV-DNA水平反弹，之后90%以上患者可出现ALT水平升高。但并不是所有的HBV-DNA和ALT水平反弹均由病毒耐药突变引起，必须进行HBV基因耐药位点变异检测确证。

Q48 如何预防核苷（酸）类似物的耐药？

答： ①严格评估患者是否需要抗病毒治疗。对于肝脏炎症病变轻微、难以取得持续应答的患者（如ALT正常、HBeAg阳性的免疫耐受期），特别是当这些患者<30岁时，不宜开始抗病毒治疗。②初始治疗时优先推荐高耐药基因屏障的药物恩替卡韦或替诺福韦。③治疗中定期检测HBV-DNA以及时发现初始治疗无应答或病毒学突破。

Q49 5种核苷（酸）类似物的耐药性有何不同？

答： 替诺福韦和恩替卡韦为高耐药基因屏障（即低耐药）药物，拉米夫定耐药发生率最高，随着治疗时间延长，病毒耐药突变的发生率增高（第1、2、3、4年分别为14%、38%、49%和66%）。核苷（酸）类似物初治慢性乙型肝炎患者中（HBeAg阳性或阴性），恩替卡韦治疗5年的累积耐药发生率为1.2%，替诺福韦治疗8年的耐药率为0%，替比夫定耐药发生率低于LAM，但总体耐药率仍然偏高。阿德福韦酯治疗5年时的累积耐药基因突变发生率为29%。

Q50 慢性乙肝初始治疗是否可以选择低效高耐药的核苷(酸)类似物，等疗效不佳或出现耐药再调整用药?

答： 不推荐。低效高耐药的核苷(酸)类似物单药序贯治疗，可增加发生多药耐药和交叉耐药的风险。虽然挽救治疗可较好抑制耐药株的复制，但也有增加多药耐药的风险。因此，在初始治疗药物选择时，应尽量选择高效、低耐药的核苷(酸)类似物。初始选择高耐药基因屏障药物，不仅能降低耐药的发生，减少耐药相关的并发症，同时无须在治疗前进行基因型耐药检测，减少治疗监测的次数，并降低挽救治疗的需求和节省相关成本。

Q51 为什么治疗慢性乙肝的核苷(酸)类似物一线推荐使用恩替卡韦和替诺福韦?

答： HBV 具有高变异性和高耐药性的特点，长期服用药物，有可能导致患者体内的 HBV 发生耐药变异，降低该药物抑制 HBV 复制的效果，从而患者体内的 HBV 再次出现复制，使后续治疗变得困难复杂。大量的临床研究结果表明：恩替卡韦、替诺福韦具有抑制病毒复制作用强，耐药率低等优点。给予患者恩替卡韦、替诺福韦长期治疗，可以持续、有效地抑制 HBV 复制，持久、稳定地控制病情，因此在所有核苷(酸)类似物中，恩替卡韦、替诺福韦被推荐作为一线的乙肝治疗药物。

Q52 治疗慢性乙肝，两种核苷(酸)类似物是否可以联合使用?

答： 可以，如阿德福韦酯联合拉米夫定，但初始治疗不推荐联合用药。与单药治疗比较，初始联合治疗是否能增加疗效或改善临床预后，缺乏高级别的临床试验证据。尤其是考虑到近年来高效、低耐药核苷（酸）类似物相继上市，应用恩替卡韦和替诺福韦单药治疗即可达到持续抑制病毒复制及耐药发生率低的目的。目前初始联合治疗在欧洲、美国肝病学会均不推荐。

Q53 使用抗-HCV 的直接抗病毒药物治疗慢性丙肝，为什么需要检测基因型?

答： 一种抗-HCV 的直接抗病毒药物仅对部分基因型有效，仅有索磷布韦为全基因型抗-HCV 药物。因此，需要根据检测的基因型结果选择合适抗-HCV 的直接抗病毒药物。

Q54 索磷布韦、达拉他韦、奥比帕利这 3 种药物分别治疗哪种基因型的慢性丙肝?

答： 索磷布韦，与其他药物联合可治疗成人与 12～18 岁青少年的全基因型慢性丙肝。达拉他韦联合阿舒瑞韦治疗基因 1b 型非肝硬化及代偿期肝硬化，联合索磷布韦治疗基因 1～6 型慢性丙肝及肝硬化，不可单药治疗。奥比帕利，与其他药物联合治疗基因 1 型或 4 型成人慢性丙肝，包括无肝硬化或伴代偿期肝硬化的患者。

Q55 索磷布韦应用期间能否使用胺碘酮?

答： 不能，当索磷布韦与另一种 DAAs（包括达拉他韦、西美瑞韦等）及胺碘酮（加或不加降低心率的其他药物）联合使用时，观测到出现严重心动过缓和心脏传导阻滞情况。如果心内科医师认为有必要合用胺碘酮，建议严密监测。由于胺碘酮的半衰期较长，还应对在过去几个月内停用胺碘酮并即将开始索磷布韦与另一种 DAAs 联合用药的患者进行适当的监测。

Q56 奥比帕利片能否掰开使用？

答： 不能。奥比帕利应整片吞服，该药为 3 种药物组成的复方制剂，分别是奥比他韦 12.5 毫克、帕利瑞韦 75 毫克和利托那韦 50 毫克。

Q57 慢性丙肝使用抗-HCV 的直接抗病毒药物期间为什么推荐停用所有中草药和保肝药？

答： 治疗丙肝的直接抗病毒药物都需要 2 种以上药物联合治疗，而这些药物与许多其他药物常常会发生相互作用，如肝药酶 CYP450 抑制剂或诱导剂。药物相互作用可能增加或减少抗病毒药物在血液中的浓度，使药物的疗效发生不同程度的影响；或影响其他药物的代谢，使药物不良反应发生的风险增加。丙肝中使用的中草药、保肝药种类繁多，成分复杂，无法逐一进行相互作用的研究。目前已知水飞蓟类可增加西米普韦血药浓度，贯叶连翘可降低索磷布韦的血药浓度，使药物失去治疗作用。因此，建议患者在治疗期间要特别关注药物的相互作用，尽量减少其他药物的应用，在医生的指导和监测下治疗。

Q58 使用利巴韦林期间能否考虑生育?

答: 利巴韦林有较强的致畸作用，服药期间不可考虑生育，包括男性，停药后 4 周尚不能完全自体内清除。因此，服用利巴韦林的患者考虑生育问题必须咨询专科医生。

Q59 抗-HCV 的直接抗病毒药物能否用于儿童慢性丙肝治疗?

答: 目前，尚无抗-HCV 的直接抗病毒药物治疗儿童的临床研究，因此暂无儿童用药指征。

Q60 哪些慢性丙肝患者不能使用利巴韦林治疗?

答: ①绝对禁忌证：妊娠或短期内有妊娠计划；严重心脏病；对利巴韦林不良反应高度不耐受。②相对禁忌证：男性血红蛋白＜130 克/升，女性血红蛋白＜120 克/升，患有血红蛋白疾病；肾功能异常，血肌酐＞132.6 微摩尔/升；未控制的冠状动脉疾病。

Q61 索磷布韦不能和哪些药物联用?

答: ①索磷布韦经药物转运体 P 糖蛋白代谢，所以肠内强效 P 糖蛋白诱导剂类药品（利福平、利福布丁、圣约翰草、卡马西平、苯巴比妥和苯妥英）和肠内中度 P 糖蛋白诱导剂类药品（如奥卡西平和莫达非尼）可能会显著降低索磷布韦的血浆浓度，导致索磷布韦疗效降低，因此在使用索磷布韦时不和上述药品联用。②当索磷布韦合用药物胺碘酮（加或不加降低心率的其他药物）时，观测到出现严重心动过缓和心脏传导阻滞情况。尚未确定机制。因此，索磷布韦限制与胺碘酮的合用。当患者服用上述药物时应及时告知医师或药师。

Q62 达拉他韦不能和哪些药物联用？

答： 达拉他韦是一种 CYP3A4 底物，禁止与 CYP3A4 强效诱导剂合用，因为可能导致达拉他韦片疗效减弱。禁忌联合使用的药物包括苯妥英、卡马西平、奥卡西平、苯巴比妥、利福平、利福布汀、利福喷汀、地塞米松、贯叶连翘等。当患者服用上述药物时应及时告知医师或药师。

Q63 奥比帕利不能和哪些药物联用？

答： ①与炔雌醇联合可能增加 ALT 升高风险，禁用含炔雌醇的药物。②经 CYP3A 清除且血药浓度升高会发生严重不良事件的药物，此类药物禁止与奥比帕利联用，包括胺碘酮、他汀类、替格瑞洛、阿夫唑嗪、夫西地酸、咪达唑仑等。③禁止与中强效 CYP450 酶诱导剂联合使用，包括苯妥英、卡马西平、苯巴比妥、利福平、贯叶连翘等。④禁止与强效 CYP3A4 抑制剂联用，包括伊曲康唑、伏立康唑、克拉霉素、考尼伐坦等。当患者服用上述药物时应及时告知医师或药师。

Q64 达塞布韦不能和哪些药物联用？

答： ①与炔雌醇联合可能增加 ALT 升高风险，禁用含炔雌醇的药物。②禁止与中强效 CYP450 酶诱导剂联合使用，包括苯妥英钠、卡马西平、苯巴比妥、利福平、贯叶连翘等。③禁止与强效 CYP2C8 抑制剂联用，如吉非贝齐。当患者服用上述药物时应及时告知医师或药师。

Q65 普通干扰素-α（1b、2a 及 2b）和聚乙二醇干扰素-α（2a 和 2b）有什么区别?

答： 聚乙二醇干扰素为长效干扰素，可每周注射 1 次。普通干扰素需要隔天注射 1 次。聚乙二醇干扰素-α 治疗慢性乙肝和慢性丙肝的疗效均优于普通干扰素。

Q66 干扰素-α 如何保存?

答： 干扰素-α 应 2～8℃避光保存，建议放入冰箱保鲜室。

Q67 干扰素-α 的不良反应有哪些?

答： ①流感样症候：表现为发热、头痛、肌痛和乏力等。②一过性外周血细胞减少，表现为中性粒细胞、血小板减少。③精神异常：可表现为抑郁、妄想和重度焦虑等精神病症状。④自身免疫现象：可表现为甲状腺疾病、糖尿病、血小板减少、银屑病、白斑、类风湿关节炎和系统性红斑狼疮样综合征等。⑤其他少见的不良反应：包括肾脏损害、心血管并发症、视网膜病变、听力下降和间质性肺炎等。

Q68 使用干扰素-α期间出现了血小板减少，是否需要停用？

答： 若血小板＜50×10^9/升，应降低干扰素-α剂量，1～2周后复查，如恢复，则逐渐增加至原量。若血小板＜25×10^9/升，则应暂停使用干扰素-α。建议在使用干扰素-α期间监测血小板，若出现下降，应及时就诊。

Q69 使用干扰素-α期间出现了白细胞减少，是否需要停用干扰素-α？

答： 如中性粒细胞绝对计数≤0.75×10^9/升，应降低干扰素-α剂量，1～2周后复查，如恢复，则逐渐增加至原量。中性粒细胞绝对计数≤0.5×10^9/升，则应暂停使用干扰素-α。对中性粒细胞明显降低者，可试用粒细胞集落刺激因子或粒细胞巨噬细胞集落刺激因子治疗。建议在使用干扰素-α期间监测白细胞，若出现下降，应及时就诊。

Q70 使用干扰素-α期间有发热、头痛、肌肉酸痛、乏力等类流感样症状，怎么办？

答： 流感样症状常发生于初次注射干扰素-α者，在随后治疗中发热和乏力等症状逐渐减轻。患者症状不明显者可不予处理。症状明显者建议休息，多饮水；高热和肌肉酸痛明显而难以耐受者可口服解热镇痛药，如对乙酰氨基酚、布洛芬等。

Q71 使用干扰素-α期间出现肝功能胆红素和氨基转移酶的升高，该怎么办？

答： 应立即就诊，停用干扰素，给予保肝治疗，警惕进展为肝衰竭。

Q72 干扰素-α使用期间出现精神症状怎么办？

答： 干扰素-α治疗过程中出现情绪低落、焦虑和易怒的患者，应及时请心理专科医师进行评估和诊治，症状严重者或伴自杀或伤害他人倾向时应及时停用。药物治疗不能控制的抑郁或躁狂患者应及时停用干扰素-α。

Q73 干扰素-α治疗慢性乙肝需要使用多长时间？

答： 干扰素-α和聚乙二醇干扰素-α的推荐疗程为1年。48周时若HBV-DNA降至检测下限，并发生HBeAg血清学转换，且HBsAg降至低水平或持续下降的患者，在咨询患者意愿后可考虑延长聚乙二醇干扰素-α治疗至72周或者更长，原则上不超过96周。对聚乙二醇干扰素-α治疗48周HBV-DNA降至检测下限且HBsAg降至10单位/毫升的HBeAg阴性患者，可延长治疗至72周或更长，追求临床治愈。若经过12周治疗未发生HBsAg定量的下降，且HBV-DNA较基线下降＜2 lg单位/毫升，建议停用。具体的使用时间应与专科医生沟通，在医生的建议下方可停药。

Q74 干扰素-α治疗慢性丙肝需要使用多长时间？

答： 干扰素-α基本疗程为48周，治疗4周、12周、24周监测HCV-RNA以评估指导治疗疗程。若治疗12周HCV-RNA下降幅度＜2 lg单位/毫升，或24周仍可检测到，则考虑停药。因此务必遵照医嘱服药，停药需要和医生沟通。即使停药后仍需定期到医院复诊以监测病情变化。

Q75 干扰素-α治疗慢性乙肝，肝功能或病毒载量正常后就可以停药吗？

答： 不可以。干扰素-α治疗一段时间后，看到一定疗效，肝功能正常或病毒载量低于检测限，也不可以自己随便停药。自行停药可能会引起病毒反弹、病情加重甚至肝衰竭而造成严重后果。因此务必遵照医嘱服药，停药需要和医生沟通。停药标准参考问题73，即使停药后仍需定期到医院复诊以监测病情变化。

Q76 哪些慢性乙肝初治患者适合选用干扰素-α抗病毒治疗？

答： 在有抗病毒指征的慢性乙肝患者中，相对年轻的患者（包括青少年患者），计划近年内有生育要求的患者，希望在较短时间内完成治疗的患者。初次接受抗病毒治疗的患者，若ALT水平≥2倍正常值上限，但≤10倍正常值上限，总胆红素水平≤2倍正常值上限，这些患者可优先考虑干扰素-α治疗。

Q77 干扰素-α治疗慢性乙肝，如何判断是否有效?

答： 干扰素-α治疗24周时，监测HBsAg定量和HBV-DNA。HBeAg阳性患者：若24周时HBsAg定量≤20 000单位/毫升和（或）HBV-DNA下降＞2 lg单位/毫升，则说明干扰素治疗有效，可继续使用。HBeAg阴性患者：若24周时HBsAg定量下降＞10%或（和）HBV-DNA下降＞2 lg单位/毫升，则说明干扰素治疗有效，可继续使用。

Q78 哪些患者不能使用干扰素-α治疗?

答： ①绝对禁忌证：妊娠或短期内有妊娠计划、精神病史（具有精神分裂症或严重抑郁症等病史）、未能控制的癫痫、失代偿性肝硬化、未控制的自身免疫性疾病、伴有严重感染、视网膜疾病，心力衰竭和慢性阻塞性肺疾病等基础疾病。②相对禁忌证：甲状腺疾病，既往抑郁症史，未控制的糖尿病和高血压，治疗前中性粒细胞计数＜1.0×10^9/升和（或）血小板计数＜50×10^9/升。

Q79 使用干扰素-α期间，能否考虑生育?

答： 干扰素-α对胎儿发育有明确致畸作用，应用干扰素-α抗病毒治疗的女性或男性患者，均不能考虑生育，应在停药后6个月方可考虑妊娠。建议在使用干扰素-α期间若考虑生育，应咨询专科医生。

Q80 使用干扰素-α 期间，意外怀孕怎么办?

答： 干扰素-α 对胎儿发育有明确致畸作用，若使用干扰素-α 期间意外怀孕，应与专科医生沟通，权衡利弊，可考虑终止妊娠。

Q81 慢性乙肝患者应用干扰素-α 抗病毒治疗后，哪些疗效不佳的患者可能还需要合并使用核苷（酸）类似物?

答： ①HBeAg 阳性患者经聚乙二醇干扰素治疗 24 周时，如 HBeAg 效价≥100 单位/毫升或 HBsAg 定量≥20 000 单位/毫升，且 HBV- DNA≥20 000 单位/毫升，建议联合核苷（酸）类似物治疗。②HBeAg 阴性患者经聚乙二醇干扰素-α 治疗 24 周时，如 HBsAg 定量下降≤1 lg 单位/毫升，建议联合核苷（酸）类似物治疗。

Q82 干扰素-α 可以与哪些核苷（酸）类似物联合使用治疗慢性乙肝?

答： 干扰素-α 与核苷（酸）类似物联合应用具有抑制 HBV 的协同作用。目前，多项临床研究表明：干扰素-α 可以和拉米夫定、阿德福韦酯、恩替卡韦或替诺福韦联合使用。

Q83 替比夫定能否和干扰素-α 联合使用治疗慢性乙肝?

答： 不可以，两药联合使用可增加周围神经病变发生的风险，表现为感觉障碍、运动障碍、自主神经功能障碍，还可能加重替比夫定相关性肌病。

Q84 治疗慢性乙肝时，干扰素-α与核苷（酸）类似物的联合方案疗效是不是一定比单用核苷（酸）类似物或干扰素-α好?

答： 从理论上讲，干扰素-α与核苷（酸）类似物这两类药物作用机制不同，联合治疗应该能取得更满意的效果，但是目前临床实践中联合治疗方案是否能提高疗效仍不确切。联合方案较核苷（酸）类似物或干扰素-α单药在治疗结束时HBeAg转换、HBsAg转阴、生化应答等方面存在一定优势，但未显著改善停药后的持久应答率。在病毒未发生耐药的初治患者中，乙肝抗病毒药物联合治疗的优势不能确定，因此不推荐初治的患者联合使用抗病毒药物。

Q85 慢性丙肝是否可以彻底治愈?

答： 可以，近年来DAAs发展迅速，大大提高了丙肝的治愈率。

Q86 慢性丙肝抗病毒治疗推荐使用哪些药物?

答： 目前我国上市的直接抗病毒药物有索磷布韦、达拉他韦、阿舒瑞韦、奥比帕利、达塞布韦。治疗方案包括干扰素-α联合利巴韦林；一个直接抗病毒药物联合干扰素-α+利巴韦林；直接抗病毒药物联合利巴韦林；不同的直接抗病毒药物联合或复合制剂。

Q87 慢性乙肝患者应用干扰素-α 抗病毒治疗期间，需要随访哪些指标?

答： 检查项目：血常规、生化学指标、HBV-DNA、乙肝五项定量、甲胎蛋白、肝硬度测定值、甲状腺功能、血糖、精神状态和腹部超声。

Q88 慢性乙肝患者应用干扰素-α 抗病毒治疗期间多长时间复查 1 次?

答： 血常规，治疗第 1 个月每 1～2 周检测 1 次，以后每月检测 1 次至治疗结束；生化学指标，每 1 个月检测 1 次直至治疗结束；HBV-DNA、乙肝五项定量，每 3 个月检测 1 次；甲胎蛋白、肝硬度测定值、腹部超声，每 6 个月检测 1 次直至治疗结束。甲状腺功能和血糖，每 3 个月检测 1 次，如治疗前就已存在甲状腺功能异常或已患糖尿病，建议应每个月检查甲状腺功能和血糖水平。

Q89 慢性丙肝患者应用干扰素-α+利巴韦林抗病毒治疗期间，需要随访哪些指标?

答： 治疗期间，每个月检查 ALT，在治疗前，治疗后 4、12、24、48 周检测血 HCV-RNA 水平。在开始治疗后的第 1 个月内应每周检查 1 次血常规，以后间隔 4～8 周检查 1 次直至 6 个月，然后每 3 个月检查 1 次。所有患者在治疗过程中每 3 个月、治疗结束后每 36 个月检测甲状腺功能，如治疗前就已存在甲状腺功能异常，则应每月检查甲状腺功能。

Q90 慢性丙肝患者停用干扰素-α后，需要随访哪些指标?

答： 治疗结束后6个月内每2个月检测1次生化学指标（肝功能），治疗结束后24周检测血HCV-RNA水平。

Q91 慢性乙肝合并糖尿病患者能否使用干扰素-α?

答： 待血糖有效控制后再开始干扰素-α治疗，应在饮食控制和适量运动基础上，血糖轻度升高者可选择对肝脏损害较轻的口服降糖药物，口服药物不能有效控制者应使用胰岛素，而血糖严重升高者则首选胰岛素注射治疗；药物治疗不能控制的血糖升高或出现急性并发症如糖尿病酮症酸中毒或高渗性非酮症糖尿病昏迷者须停用干扰素-α。

Q92 干扰素-α初治慢性丙肝未获得病毒学应答怎么办?

答： 应该首先考虑抗-HCV 的直接抗病毒药物治疗方案。若不可及的情况下，既往单用普通干扰素-α或聚乙二醇干扰素-α治疗的患者，可给予聚乙二醇干扰素-α联合利巴韦林治疗72周；既往使用普通干扰素-α联合利巴韦林的患者，可给予聚乙二醇干扰素-α 联合利巴韦林治疗 72 周；既往经过规范聚乙二醇干扰素-α联合利巴韦林治疗无应答的患者，可再次给予聚乙二醇干扰素-α联合利巴韦林治疗72周。

Q93 治疗儿童慢性丙肝的药物可选择什么药物?

答: 目前，对于儿童慢性丙肝患者推荐干扰素-α联合利巴韦林治疗方案。被批准的儿童抗病毒治疗药物为普通干扰素-α或聚乙二醇干扰素-α，适用于2岁以上的儿童。

Q94 HBsAg 携带者接受免疫抑制剂或细胞毒药物（如环孢素、他克莫司、顺铂、紫杉醇、氟尿嘧啶等）期间是否可以使用干扰素-α预防?

答: 因干扰素-α具有骨髓抑制作用，不建议用于此类患者的预防，推荐使用核苷（酸）类似物预防。

改善和恢复肝功能的药物

Q1 慢性乙肝什么情况下需要使用保肝药物?

答: 慢性乙肝的治疗应强调以针对病因的抗病毒治疗为主,仅在以下情况下需要使用抗炎保肝药物：①应用干扰素-α类抗病毒治疗时, ALT 大于参考值上限10倍的患者(10×ULN);或使用过程中 ALT 或 AST 继续上升＞10×ULN。②应用核苷（酸）类似物过程中少数 ALT 持久波动或 ALT 复升（除外耐药因素）者（必要时寻找其他病因，相应处置）。③使用抗病毒药物正规治疗中，ALT、AST 仍异常者（必要时寻找其他病因，相应处置）。④ALT、AST 异常，但暂不宜应用干扰素-α及核苷（酸）类似物治疗的慢性乙型肝炎患者。

Q2 该如何选用保肝药物?

答: 明确诊断,合理应用保肝药物,可以给患者带来最大的获益,减少药物的不良反应。对于急性病毒性肝炎可给予维生素、解毒保肝药物,慢性肝炎予以抗炎、降酶类保肝药物,自身免疫性肝病可以给予抗炎类及利胆类保肝药物,药物性肝炎可给予抗炎类及解毒类药物,脂肪肝及酒精肝选择必需磷脂类,先天性疾病如肝豆状核变性选择硫普罗宁,全身重症感染及肝淤血等引起的肝损害选用解毒类及维生素类药物。因此,建议患者发现肝功能异常应及时就诊,依据诊断选择合适的保肝药物。

Q3 不同种类的保肝药物能不能合用?

答: 不同种类的保肝药物可以合用,但是不同种不宜同时应用过多。特别是同类保肝药物,以免加重肝脏负担及药物间相互作用。

Q4 保肝药选择合用的依据是什么?

答: 不同药物其作用机制和作用位点不同,合理搭配可望更好地起到保肝作用。保肝药物不是用得越多越好,而应根据患者不同的病因、病期和病情,针对性地选择 2～3 种联用。如甘草酸类制剂和解毒保肝药物分别作用于炎症因子产生前、后的各阶段,两药配合使用一方面可减少炎症因子的继续产生,避免肝损伤的继续加重；另一方面可中和已产生的炎症因子，减轻已造成的损害。抗炎药（甘草酸类）与细胞膜保护剂联用可从不同环节起到保肝作用。

Q5 保肝药可以长期服用吗?

答：肝脏是人体主要的解毒器官,保肝药物虽然可以促进肝细胞再生，提高肝脏代谢功能，但多数药物自身也需通过肝脏代谢，药物的应用会增加肝脏的负担，长期服用可能导致体内蓄积，甚至引起肝脏的损害。

Q6 病毒性肝炎的治疗药物应以保肝药为主吗?

答：慢性乙肝和慢性丙肝的治疗药物应以抗病毒药为主,这是控制病情的关键，保肝药只能作为辅助措施，多数情况下只用抗病毒药物即可，不需要合用保肝药。甲肝和戊肝尚无有效抗病毒治疗方法，以保肝治疗为主。

Q7 保肝药物，是否多多益善?

答：不是。不同作用机制和作用位点的保肝药物可以合并，但并不是越多越好。使用保肝药物最多一般不超过 3 种，以免增加肝脏负担；且通常不推荐选用主要成分相同或相似的药物进行联用。用药期间注意定期随访监测，及时调整治疗方案。

Q8 保肝药物有副作用吗?

答: 保肝药有副作用。副作用系指应用治疗量的药物后所出现的治疗目的以外的药理作用。俗话说，是药三分毒，药物都是有副作用的，也就是说都是有风险的，如甘草酸制剂可引起假性醛固酮症，当疾病的风险大于药物的风险时，使用药物就是值得的。

Q9 保肝药会不会伤肝呢?

答: 会。保肝药物虽然具有抗炎、降酶、促进肝细胞再生等作用，但是保肝药大多也需经过肝脏代谢，会增加肝脏的负担，甚至引起肝脏损害。

Q10 孕妇可以用保肝药吗?

答: 孕期由于生理及病理的多种原因，用药必须有明确的指征，不可滥用保肝药物。如必须应用，应遵循以下原则：药物已被证明对胎儿无害；严格掌握剂量及持续时间，及时停药；有些药物虽可能对胎儿有不良影响，但可治疗危及孕妇健康或生命的疾病，权衡利弊后再给药。保肝药种类繁多，使用不当反会加重肝脏负担，因此应在医师严格指导下选择性应用。同时还应注意查明导致肝功能不良的病因，标本兼治，才能达到保护孕妇健康、确保胎儿安全及正常发育的目的。

Q11 中药保肝制剂是不是更安全?

答: 不是。肝脏是人体重要的代谢器官，人所摄入的食物、药物、有毒物质都需要在肝脏内代谢、解毒，中药保肝药当然也不例外，长期服用及不合理联用均可能导致肝损害。

Q12 治疗慢性病毒性肝炎，用了抗病毒药物，为什么还要用抗炎保肝药物?

答: 虽然抗病毒治疗对于慢性乙型肝炎及慢性丙型肝炎等具有极为重要的作用，但并不能及时、直接和充分控制肝脏炎症反应，包括 ALT 增高的问题，故应同时适当予以抗炎保肝治疗。用药适应证参见问题 1。有关抗炎保肝的重要性如下：①病毒只是病理、生理过程中的一个重要启动因子，炎症经长期和反复启动后，形成了后续效应（瀑布效应）；②核苷（酸）类似物抗病毒治疗主要控制病毒复制，而干扰素类主要通过免疫调节抗病毒，两者并无直接抗炎作用；③HBV 和（或）HCV 被抑制后仍常见 ALT 增高；④核苷（酸）类似物抗病毒治疗之所以须长期进行，是因为肝细胞核内 HBV 共价闭合环状 DNA（cccDNA）难以被清除，宿主常缺乏持续有效的免疫应答。

Q13 肝病患者需要补充维生素吗?

答: 需要。维生素是人和动物为维持正常的生理功能而必须从食物中获得的一类微量有机物质，在人体生长、代谢、发育过程中发挥着重要的作用。维生素 C 具有可逆的还原性，参与氧化还原反应，可减轻肝细胞的脂肪变性、促进肝细胞再生及肝糖原合成。复合维生素 B 是糖代谢、组织呼吸、脂质代谢、蛋白质代谢所需辅酶的重要组成成分。肝病患者须全面补充脂溶性维生素、B 族维生素、维生素 C 及微量元素，对有出血倾向和凝血缺陷者应补充维生素 K。肝病患者经口及肠内营养难以达到营养摄入目标时，应给予肠外营养补充，维生素和微量元素必须每日补充。

Q14 在服用多烯磷脂酰胆碱胶囊时，应注意哪些事项?

答：①多烯磷脂酰胆碱胶囊需随餐服用，用足够量的液体整粒吞服，不要咀嚼。②在大剂量服用时偶尔会出现胃肠道紊乱，如胃部不适、软便和腹泻。③已知对大豆制剂、磷脂酰胆碱过敏和（或）对本品中任何成分过敏的患者禁用。④应严格按推荐剂量，不得超量服用，否则可能加重本品的不良反应。⑤多烯磷脂酰胆碱可用于在病因治疗基础上的保肝抗炎治疗，炎症较重者使用注射剂型治疗结束后可改用口服剂型序贯治疗。⑥治疗不同原因肝病时，多烯磷脂酰胆碱应用疗程不同，在满足基本的停药标准（肝脏炎症消失，即 ALT、AST 恢复正常水平）基础上可适当延长疗程。

Q15 喝酒后能服用多烯磷脂酰胆碱胶囊吗?

答：不能。使用多烯磷脂酰胆碱胶囊时，必须同时避免有害物质（如酒精等）的摄入，以预防出现更严重的损害。

Q16 哪些人不适合使用多烯磷脂酰胆碱胶囊?

答： ①不推荐在妊娠或哺乳期间应用本品。②不得将本品用于12岁以下儿童。

Q17 心血管患者，在服用抗凝药物时能否服用多烯磷脂酰胆碱胶囊?

答： 多烯磷脂酰胆碱胶囊与抗凝剂药物之间的相互作用尚无法排除。因此，需要对抗凝剂药物的剂量进行调整。

Q18 儿童或者孕妇能否使用多烯磷脂酰胆碱注射液?

答： 因多烯磷脂酰胆碱注射液中含有苯甲醇，给予新生儿或早产儿含有苯甲醇的制剂可导致致命性的“喘息综合征”，新生儿和早产儿禁用。苯甲醇可能穿过胎盘，孕妇应该慎用本品。

Q19 多烯磷脂酰胆碱胶囊可以和干扰素联合治疗肝炎吗?

答： 多烯磷脂酰胆碱胶囊可用于肝酶异常的慢性乙肝患者，也可与抗病毒药物如阿德福韦酯联合应用，以改善肝脏生化指标。慢性丙肝患者接受干扰素治疗时联合应用多烯磷脂酰胆碱胶囊，可提高生化应答，停用干扰素后继续应用多烯磷脂酰胆碱胶囊仍可获益。

Q20 孕妇能不能用复合辅酶?

答： 孕妇禁用复合辅酶。

Q21 复方二氯醋酸二异丙胺注射液的成分是什么?

答： 复方二氯醋酸二异丙胺注射液为复方制剂，其组分为每支含二氯醋酸二异丙胺 40 毫克，葡萄糖酸钠 38 毫克。用于慢性肝脏疾病引起的肝功能损害。

Q22 还原型谷胱甘肽不能与哪些药物同时使用?

答： 本品不得与维生素 B_{12}、维生素 K_3、甲萘醌、泛酸钙、乳清酸、抗组胺制剂、磺胺药及四环素等混合使用。

Q23 复合辅酶能否与还原型谷胱甘肽联合使用?

答： 不能。复合辅酶已含有还原型谷胱甘肽，两者合用增加不良反应，如出现低血压、眩晕等。

Q24 硫普罗宁片在使用时应注意什么？在服用时应做哪些定期检查?

答： ①服用本药少见粒细胞缺乏症，偶见血小板减少。如果外周白细胞计数降到每毫升 3.5×10^6 以下，或者血小板

计数降到每毫升 10×10^6 以下，建议停药。②用药前后及用药时应定期进行下列检查以监测本药的毒性作用：外周血细胞计数、血小板计数、血红蛋白量、血浆白蛋白量、肝功能、24 小时尿蛋白。此外，治疗中每 3 个月或每 6 个月应检查一次尿常规。

Q25 硫普罗宁常见的不良反应有哪些?

答： ①皮肤反应是最常见的不良反应,发生率为 10%～32%，表现为皮疹、皮肤瘙痒、皮肤发红、荨麻疹、皮肤皱纹、天疱疮、皮肤巩膜黄染等，其中皮肤皱纹通常仅在长期治疗后发生。②可出现味觉减退、味觉异常、恶心、呕吐、腹痛、腹泻、食欲减退、胃胀气、口腔溃疡等消化系统症状。③可出现蛋白尿，发生率约为 10%，停药后通常很快可完全恢复。

Q26 哪些患者不能服用硫普罗宁?

答： ①对本品成分过敏的患者；②重症肝炎并伴有高度黄疸、顽固性腹水、消化道出血等并发症的肝病患者；③肾功能不全合并糖尿病者；④孕妇及哺乳期妇女；⑤儿童；⑥急性重症铅、汞中毒患者；⑦既往使用本药时发生过粒细胞缺乏症、再生障碍性贫血、血小板减少或其他严重不良反应者。

Q27 哪些患者应该慎用硫普罗宁?

答： ①老年患者；②有哮喘病史的患者；③既往曾使用过青霉胺或使用青霉胺时发生过严重不良反应的患者。

Q28 合并高血压患者，能使用甘草类保肝药物吗？

答： 甘草类保肝药物如复方甘草酸苷、甘草酸二铵是从甘草中提取出的，其化学结构上与醛固酮的类固醇环相似，可阻碍可的松与醛固酮的灭活，从而发挥类固醇样作用，醛固酮有排钾保钠作用，引起水钠潴留、血压升高。因此高血压患者必须在控制血压的基础上使用甘草类保肝药物，并在使用过程中加强血压的监测。

Q29 使用甘草类保肝药物，为什么会出现水肿或体重增加？

答： 使用甘草类保肝药物如复方甘草酸苷、异甘草酸镁有可能出现假性醛固酮症，表现为低钾血症、血压上升、钠及液体潴留、水肿、尿量减少、体重增加等。

Q30 高龄患者可以服用复方甘草酸苷吗？

答： 复方甘草酸苷易引起假性醛固酮症，表现为低血钾、水钠潴留等。高龄患者本身低钾血症发生率高，因此应慎重给药。

Q31 异甘草酸镁与利尿药合用应注意什么？

答： 异甘草酸镁与依他尼酸、呋塞米（速尿）、三氯甲噻嗪、氯噻酮等利尿剂合用时，其利尿作用可增强本品的排钾作用，易导致血清钾值下降，应注意监测血清钾值。

Q32 甘草酸制剂在病毒性肝炎临床治疗中的应用原则是什么？

答： 目前甘草酸制剂品种繁多，规格也不一，所适用的肝病种类也不相同，在用法用量和疗程等方面较难给出具体建议，在此仅提出如下几条原则：①甘草酸制剂是在病因治疗基础上的辅助治疗，存在肝脏炎症表现（即 ALT、AST 异常）可应用。②鉴于甘草酸制剂品种繁多，剂型各异，具体应用的剂量和用法应以各自药物说明书标注为准。③根据不同肝病的特点，应用疗程可长可短，具体停药标准建议以肝脏炎症消失，即 ALT、AST 恢复正常水平再巩固应用 4～12 周并逐渐减量为宜。④甘草酸制剂安全性较好，但也应关注其不良反应，应严格参照药物说明书上的禁忌证和注意事项，并定期监测相关不良反应。

Q33 复方甘草酸苷能与其他甘草制剂一起服用吗？

答： 不能。复方甘草酸苷、其他甘草制剂均含有甘草酸类成分，属重复用药，易增加不良反应。

Q34 熊去氧胆酸胶囊为什么不能与抗酸药物或者治疗腹泻药物（蒙脱石等）合用？

答： 熊去氧胆酸胶囊不应与考来烯胺（消胆胺）、考来替泊（降胆宁），以及含有氢氧化铝和（或）蒙脱石（氧化铝）等的抗酸药同时服用，因为这些药可以在肠中和熊去氧胆酸结合，从而阻碍吸收，影响疗效。如果必须服用上述药品，应在服用该药前两小时或在服药后两小时服用熊去氧胆酸胶囊。

Q35 妊娠期间出现肝功能损害是否可以服用腺苷蛋氨酸?

答： 可以使用。腺苷蛋氨酸适用于肝硬化前和肝硬化所致肝内胆汁淤积、妊娠期肝内胆汁淤积等。本品没有致突变作用，也不影响动物的生育能力。在整个孕期本品既不干扰动物胚胎的形成，也不影响胎儿的发育。

Q36 熊去氧胆酸胶囊合用环孢素应注意哪些?

答： 熊去氧胆酸胶囊必须在医生监督下使用，熊去氧胆酸可以增加环孢素在肠道的吸收，服用环孢素的患者应做环孢素血清浓度的监测，必要时要调整服用环孢素的剂量。

Q37 怀孕期间或哺乳期妇女能否服用熊去氧胆酸?

答： 通过动物研究发现妊娠早期使用熊去氧胆酸会有胚胎毒性。目前还缺乏人妊娠前 3 个月的实验数据。育龄期的妇女只有在采取了安全的避孕措施后才可以使用熊去氧胆酸，在开始治疗前，须排除患者正在妊娠。为了安全起见，熊去氧胆酸不能在妊娠期前 3 个月服用。《妊娠期肝内胆汁淤积症诊疗指南(2015)》则指出：熊去氧胆酸妊娠中晚期使用安全性良好。虽然现在无数据表明熊去氧胆酸可以进入母乳，但建议在哺乳期不要服用该药。

Q38 服用联苯双酯，注意事项有哪些？

答： ①少数患者用药过程中 ALT 可回升，加大剂量可使之降低。停药后部分患者 ALT 反跳，但继续服药仍有效。②个别患者于服药过程中可出现黄疸及病情恶化，应停药。

Q39 服用联苯双酯后肝功能恢复正常，停药后肝功能又出现反弹怎么办？

答： 可与肌苷合用（具体应咨询医生），因肌苷能直接透过细胞膜进入人体细胞，活化丙酮酸氧化酶类从而使低能缺氧状态下的细胞能继续进行代谢，改善肝功能并参与体内能量代谢及蛋白的合成。两药合用药效增强，减少降酶反跳现象。

Q40 双环醇片应该餐前服用还是餐后服用？

答： 食物可能对药物动力学有一定的影响，故以餐前服用本药为宜（胃病患者应在餐后服用）。

Q41 服用双环醇注意事项有哪些？

答： ①在用药期间应密切观察患者临床症状、体征和肝功能变化，疗程结束后也应加强随访。②有肝功能失代偿者如胆红素明显升高、低白蛋白血症、肝硬化、腹水、食管静脉曲张出血、肝性脑病及肝肾综合征慎用或遵医嘱。

Q42 在使用双环醇片治疗过程中，出现“AST 下降较慢”怎么办？

答： 肝炎在治疗中由于线粒体损伤修复较慢，所以会出现 AST 恢复滞后现象。由于双环醇片具有保护线粒体功能的作用，建议继续应用双环醇片巩固治疗，AST 水平可望复常。

Q43 水飞蓟宾适用于哪种类型的肝病？

答： 水飞蓟宾适用于中毒性肝脏损害、慢性肝炎及肝硬化的支持治疗，不适用于治疗急性中毒。

Q44 应用抗病毒药物治疗慢性乙肝的患者，可以同时使用水飞蓟宾吗？

答： 可以。应用抗病毒药物治疗慢性乙肝患者，联合水飞蓟宾治疗可在不影响核苷（酸）类似物抗病毒疗效的同时，改善患者肝功能及肝纤维化程度，从而延缓和阻止疾病进展，提高患者的依从性，保证抗病毒治疗的持续性。

Q45 儿童能否使用茵栀黄中成药制剂？

答： 新生儿和婴幼儿禁用茵栀黄注射液。茵栀黄口服液会引起腹泻、呕吐和皮疹等不良反应，尽量避免使用。是否使用需要医生根据患儿的具体情况进行判断。

免疫调节药物

Q1 何谓免疫调节药物?

答： 免疫调节药，包括免疫增强药和免疫抑制剂。可使过高的或过低的免疫功能调节到正常水平，病毒性肝炎患者临床主要用其免疫增强作用。

Q2 常用免疫调节药物有哪些?

答： 目前常用的免疫调节药物主要有胸腺素（胸腺肽）、左旋咪唑、特异性免疫核糖核酸（iRNA）、转移因子、白细胞介素 2（IL-2）、中药类免疫增强剂等。其中可用于病毒性肝炎的免疫调节药物有胸腺肽、白细胞介素 2（IL-2）、特异性免疫核糖核酸、中药类免疫增强剂。

Q3 哪些患者需要服用免疫调节药物?

答： 免疫缺陷疾病、难治性感染和肿瘤患者需要服用免疫调节药物。

Q4 慢性乙肝患者何时用免疫调节剂最好?

答： 在如下情况出现时，通常可考虑使用免疫调节药物：①抗病毒治疗过程中，检测患者 T 淋巴细胞免疫功能（$CD3^+$、$CD4^+$、$CD8^+$）明显降低，可考虑加用调节免疫的药物协同抗病毒治疗，能提高患者的疗效，增加血清转换率。②对有抗病毒适应证，但不能耐受或不愿接受干扰素和核苷（酸）类似物治疗的患者，可采用免疫调节药物（如胸腺肽）治疗乙肝。

Q5 注射用胸腺肽 α-1 可以和干扰素一起使用吗?

答： 注射用胸腺肽 α-1 可与干扰素-α 联合使用，可提高免疫应答。

Q6 免疫调节剂可以和核苷（酸）类似物联用吗?

答： 有文献报道免疫调节剂（核糖核酸）与抗病毒药物（阿德福韦酯）在治疗慢性乙型肝炎的机制上存在互补作用，联合免疫调节剂治疗可增加抗病毒疗效，且具有良好的安全性。

Q7 什么是胸腺肽（素）?

答： 胸腺肽（又名胸腺素）是胸腺组织分泌的具有生理活性的一组多肽。临床上常用的胸腺肽是从小牛胸腺提纯的有非特异性免疫效应的小分子多肽。目前临床在用的胸腺肽（素）包括胸腺五肽、胸腺肽 α-1。

Q8 注射用胸腺肽 α-1 用来治疗慢性乙肝时有什么要注意的?

答： ①治疗期间定期评估肝功能，包括血清 ALT、白蛋白和胆红素。②在治疗完毕后 2、4 和 6 个月检测乙肝 e 抗原

（HBeAg）、表面抗原（HBsAg）、HBV-DNA 和 ALT，因为患者可能在治疗完毕后随访期内出现应答。

Q9 免疫调节剂能使表面抗原转阴吗?

答： 不能。慢性乙肝的转归，主要取决于患者本身的免疫应答，所以在临床上应用一些乙肝免疫调节药物，不能阻止或改变疾病的发展。免疫调节治疗是慢性乙肝治疗的重要手段之一，但在清除 HBV 方面尚未见到确切持久的疗效。

Q10 孕妇可以使用胸腺肽 α-1 吗?

答： 目前尚不清楚妊娠妇女使用本品后，是否会影响其生殖能力或对胎儿造成损害。只有在确实需要时，请咨询妇产科医生，权衡利弊后决定是否使用。

Q11 哺乳期妇女可以使用胸腺肽 α-1 吗?

答： 目前尚不清楚本品是否能够经人乳汁分泌，因此哺乳期妇女使用本品时应慎重。

Q12 重组人白细胞介素-2 最常见的不良反应是什么?

答： 最常见的不良反应是发热、寒战，肌肉酸痛，与用药剂量有关。

Q13 重组人白细胞介素-2引起的发热应该怎么治疗?

答: 一般是一过性发热(38℃左右),亦可有寒战高热,停药后 3～4 小时体温多可自行恢复到正常。为减轻寒战和发热,可于白细胞介素-2 应用前 1 小时口服对乙酰氨基酚 0.5g,或吲哚美辛 25mg,最多每日可服用 3 次。

Q14 重组人白细胞介素-2引起的皮疹和瘙痒应该怎么治疗?

答: 皮疹和瘙痒可用抗组胺药治疗,如氯苯那敏,赛庚啶等。具体情况应咨询专科医生,不可自己随意用药。

Q15 一支重组人白细胞介素-2一次没用完,下次还能再用吗?

答: 重组人白细胞介素-2 开启药瓶后,应一次使用完,不得多次使用。

抗肝纤维化药物

Q1 常用的抗肝纤维化西药有哪些?

答: 目前用于抗肝纤维化的西药主要有马洛替酯、水飞蓟宾、秋水仙碱等。尽管抗肝纤维化西药较多,但能有效治疗或逆转肝纤维化的药物较少,且存在毒副作用大、耐药性强、价格昂贵等弊端。

Q2 肝纤维化应该怎么治疗?

答： 肝纤维化的治疗主要包括去除原发病因、抗肝纤维化及对症治疗。目的是减轻肝纤维化程度、延缓其进展或使肝纤维化逆转，防止进一步向肝硬化发展。

Q3 中药能治疗肝纤维化吗?

答： 中医药治疗肝纤维化备受关注，许多研究者对中药抗肝纤维化作用做了大量的工作，一些药物的抗肝纤维化机制已经多方面深入研究并获得循证依据。代表性的药物包括扶正化瘀胶囊、复方鳖甲软肝片等。

Q4 是不是所有的病毒性肝炎都需要抗肝纤维化治疗?

答： 肝纤维化是各种病因引起慢性肝损伤后的瘢痕修复反应，是肝硬化的早期可逆阶段，如不及时治疗则可能进展为失代偿期肝硬化，并出现各种终末期肝病并发症。慢性乙肝和丙肝是引起肝纤维化主要病因，需要抗纤维化治疗。

Q5 慢性乙肝抗肝纤维化治疗能否阻止患者进展为肝硬化?

答： 能。肝纤维化是机体对各种慢性肝损伤的一种修复反应，是一切慢性肝病共同的病理学基础，也是进一步发展为肝硬化的必经阶段，抑制和逆转肝纤维化，可以阻止病情进一步演变成肝硬化，但需早期进行有效治疗，如患者已达纤维化4期，则难以产生疗效。

Q6 胃不好可以服用强肝胶囊吗?

答： 有胃、十二指肠溃疡或高酸性慢性胃炎者应减量服用。

Q7 孕妇可以服用复方鳖甲软肝片吗?

答： 不可以。孕妇禁用复方鳖甲软肝片。

Q8 孕妇可以服用鳖甲煎丸吗?

答： 不可以。孕妇禁用鳖甲煎丸。

Q9 抗肝纤维化药物选择中药好还是西药好?

答： 抗纤维化药物无论中药还是西药，都有一定的效果，两者抗纤维化的机制不同，不同肝纤维化患者的病情也不尽相同，至于哪种药物好并不能一概而论。中药是通过促进肝细胞功能的恢复，调节肝脏对于蛋白的合成，增强机体的免疫功能来抵抗肝纤维化的发展，此外，中药治疗可以减少自由基，减少肝纤维化的沉积，达到抗纤维化的效果。西药在由病毒引起的肝纤维化方面有着中药不可比拟的优势。常见的西药往往是通过调节机体的免疫力，或者是直接抑制病毒的复制，减轻肝脏的炎症，抵制纤维的形成，起到抗炎、护肝、抗纤维化的作用。

Q10 抗纤维化的治疗需要持续多长时间?

答： 目前尚不明确，肝纤维化是一个慢性过程，治疗或许需持续几年的时间，目前研究表明肝纤维化经治疗 5 年内可以产生明显的肝纤维化逆转。

预防药物

Q1 病毒性肝炎都可以用疫苗预防吗?

答： 目前常见的肝炎是甲肝、乙肝，都可以通过疫苗进行预防，HCV 易变异，目前没有丙肝疫苗；我国研发的戊肝疫苗，目前作为第二类疫苗推广使用。

Q2 成人需要接种乙肝疫苗吗?

答： 打疫苗前应先检查乙肝五项，若全部是阴性建议打疫苗。若第二项即表面抗体阳性，说明已经感染过了乙肝病毒而且结果很好，相当于免费打了一次疫苗，此时无须再打。若是其他项目出现了阳性应咨询医生处理措施。

Q3 乙肝疫苗可以与其他药物混合使用吗?

答： 本品尚无与其他药物相互作用的临床研究资料。因此本品须严格单独注射，不得与其他任何药物混合使用。

Q4 一支乙肝疫苗一次未用完，下次还能用吗?

答： 本品一旦开启后应立即一次性用完，未用完部分应废弃，不得留做下次使用或分给他人使用。

Q5 乙肝疫苗应该采用什么注射方式?

答： 乙肝疫苗只能肌内注射。

Q6 乙肝免疫球蛋白采用什么注射方式?

答： 乙肝免疫球蛋白只能肌内注射。

Q7 乙肝免疫球蛋白与乙肝疫苗有什么区别?

答： 乙肝疫苗是抗原，接种乙肝疫苗属于主动免疫；乙肝免疫球蛋白是抗体，注射它属于被动免疫。正常没有表面抗体的人需要接种乙肝疫苗，而正常没有抗体的人如果接触了患者的血液，需要注射乙肝免疫球蛋白阻断，越早越好。

Q8 乙肝疫苗和乙肝免疫球蛋白联合使用，母婴传播的阻断效果如何?

答： 多项研究证明，乙肝疫苗和乙肝免疫球蛋白联合使用对乙肝母婴传播的阻断效果达 95%左右，因此两者合用的预防效果是可靠的。

Q9 为什么有的人注射了乙肝疫苗，还需要注射乙肝免疫球蛋白?

答： 人体一旦受到HBV侵袭,3天后就能在肝细胞内检出核心抗体（抗-HBc）。而单纯注射乙肝疫苗，要经4天之后。因此，单用乙肝疫苗时，在人工自动免疫建立之前，已侵入人体的HBV就有可能在肝细胞内建立繁殖基地。故在对高危人群进行乙肝疫苗接种的同时，结合乙肝免疫球蛋白（HBIg）的注射十分必要。

Q10 哪些人需要联合使用乙肝免疫球蛋白和乙肝疫苗?

答： 以下高危人群在进行乙肝疫苗接种的同时，需要及时注射乙肝免疫球蛋白：①乙肝表面抗原（HBsAg）阳性及HBsAg和e抗原双阳性的母亲和其所生婴儿；②意外感染HBV的人群；③与乙肝患者或HBsAg携带者密切接触者；④免疫功能低下者。

Q11 预防接种乙肝疫苗是预防HBV感染的最有效的方法吗?

答： 预防接种乙肝疫苗是预防HBV感染的最有效的方法，接种乙肝疫苗后有抗体应答者的保护效果一般至少可持续12年。

Q12 乙肝疫苗需要打几针?

答： 乙型肝炎疫苗全程需接种3针，按照0、1、6个月程序，即接种第1针疫苗后，间隔1个月及6个月注射第2及第3针疫苗。新生儿接种乙型肝炎疫苗要求在出生后24小时内接种，越早越好。

Q13 乙肝免疫球蛋白应该怎么保存？

答： ①液体制剂，一般要求2～8℃避光保存，严禁冻结。②冻干制剂，一般要求 8℃以下避光干燥保存。另外，需要提醒大家的是：未开启的乙肝免疫球蛋白能保存2～3年（具体应根据各自说明书）。制剂由医生开出之后，在常温下不宜保存超过30分钟，应尽快注射，以免影响其活性。

Q14 乙肝母亲生的孩子怎么打乙肝免疫球蛋白？

答： 乙肝母亲所生的孩子应该在出生后 12 小时内尽早注射乙肝免疫球蛋白，剂量为100单位或200单位。这针乙肝免疫球蛋白可以起到消灭乙肝母亲污染到孩子体内的乙肝病毒的作用。但这并不是它的唯一作用，这针乙肝免疫球蛋白的另一个作用是在孩子接种的乙肝疫苗后还没有起作用时，能够抵抗孩子出生后在日常生活中母亲不小心将乙肝病毒感染给孩子。

Q15 乙肝免疫球蛋白可用于慢性乙肝的抗病毒治疗吗？

答： 乙肝免疫球蛋白主要适用于病毒刚刚入侵阶段，如果是慢性感染已经形成则无效，因为病毒已经抑制住了针对性的机体免疫杀伤效应机制，即使外源性抗体结合了病毒，也不会诱导机体免疫系统对病毒的溶解效应。

方会慧　许元宝　詹迪迪　李飞龙　钱　磊

参 考 文 献

曹武奎，陈天艳，陈永平，等. 2016. 甘草酸制剂肝病临床应用专家共识[J]. 临床肝胆病杂志，32（5）：844-852

陈红松，窦晓光，段钟平，等. 2015. 丙型肝炎防治指南（2015年更新版）[J]. 临床肝胆病杂志，31（12）：1961-1979

肝内胆汁积症诊治专家委员会. 2015. 肝内胆汁淤积症诊治专家共识[J]. 中华临床感染病杂志，8（5）：402-406

国家药典委员会. 2011. 中华人民共和国药典临床用药须知（化学药和生物制品卷）[M]. 北京：中国医药科技出版社

国家药典委员会. 2011. 中华人民共和国药典临床用药须知（中药成方制剂卷）[M]. 北京：中国医药科技出版社

抗乙型肝炎病毒核苷酸类似物不良反应管理专家委员会. 2016. 抗乙型肝炎病毒核苷（酸）类似物不良反应管理专家共识[J]. 中华实验和临床感染病杂志（电子版），8（3）：522-526

慢性乙型肝炎特殊患者抗病毒治疗专家委员会. 2010. 慢性乙型肝炎特殊患者抗病毒治疗专家共识（2015年更新）[J]. 临床肝胆病杂志，31（8）：1185-1192

汤静，朱玲，胡珊珊，等. 2015. 药物性肝病的发病类型及保肝药物的作用机制[J]. 世界华人消化杂志，2（19）：3045-3052

王贵强，王福生，成军，等. 2016. 慢性乙型肝炎防治指南（2015 年版）[J]. 实用肝脏病杂志，19（3）：389-400

王宇明. 2015. 感染病学[M]. 北京：人民卫生出版社

王宇明，于乐成. 2014. 肝脏炎症及其防治专家共识[J]. 中国实用内科杂志，22（2）：94-103

徐京杭. 2017. 多烯磷脂酰胆碱在肝病临床应用的专家共识[J]. 中国肝脏病杂志，9（3）：201-201

中华医学会肝病学分会. 2018. 感染乙型肝炎病毒的育龄女性临床管理共识[J]. 中国病毒病杂志，2018（3）：1-5

Committee. 2016. 水飞蓟制剂肝病临床应用专家共识[J]. 中华实验和临床感染病杂志，8（3）：517-521